国家973 计划项目

"中医临床各科诊疗理论框架结构研究"成果

金元四大家医书校注丛书

石 岩 总主编

素问病机气宜保命集

（金）刘完素 著

王宏利 校注

科学出版社

北京

内 容 简 介

《素问病机气宜保命集》三卷，金·刘完素撰。成书于金世宗大定丙午年，即1186年。卷上分原道、原脉、摄生、阴阳、察色、伤寒、病机、气宜、本草九篇，为医理总论，其中于病机尤有发挥。卷中为中风、疠风、破伤风、解利伤寒、热、内伤、诸疟、吐、霍乱、泻、心痛诸证之病原、证候和治疗。其中对中风病认识首创火热致中说，开内伤中风之先河。下卷为咳嗽、虚损、消渴、肿胀、眼目、疮疡、瘰疬、痔疾、妇人胎产、大头和小儿斑疹诸证之病原、证候和治疗。卷末"药略"一篇，乃刘氏一生临床用药之宝贵经验。药略后附以流注针法，以通经接气为要，纳药物攻补之理于内，于针灸之术亦有新创。

本书适合于中医医史文献研究者、中医临床工作者使用，也可供中医院校师生、中医爱好者阅读参考。

图书在版编目（CIP）数据

素问病机气宜保命集 /（金）刘完素著；王宏利校注. —北京：科学出版社，2022.2

（金元四大家医书校注丛书 / 石岩总主编）

ISBN 978-7-03-069509-3

Ⅰ.①素… Ⅱ.①刘… ②王… Ⅲ.①《素问》–研究 Ⅳ.①R221.1

中国版本图书馆 CIP 数据核字（2021）第 156515 号

责任编辑：刘 亚 / 责任校对：蒋 萍
责任印制：李 彤 / 封面设计：黄华斌

科学出版社 出版

北京东黄城根北街 16 号
邮政编码：100717
http://www.sciencep.com

天津市新科印刷有限公司 印刷

科学出版社发行 各地新华书店经销

*

2022 年 2 月第 一 版 开本：720×1000 1/16
2023 年 3 月第二次印刷 印张：8 3/4
字数：146 000

定价：58.00 元

（如有印装质量问题，我社负责调换）

丛书编委会

总 主 编 石 岩

副总主编 刘庚祥 傅海燕 杨宇峰

编 委 （以姓氏笔画为序）

马 丹 王 雪 王宏利 王蕊芳

艾 华 曲妮妮 吕 凌 闫海军

杨宇峰 谷 松 谷建军 张 华

陈 雷 邰东梅 尚 冰 季顺欣

赵鸿君 战佳阳 曹 瑛

总前言

　　中医药学是一个伟大的宝库，其学术源远流长，其理论博大精深，其学说百家争鸣。若要真正掌握其思想精髓，灵活应用以治病救人，非熟读、领悟历代医学经典别无他路。国家中医药管理局因此提出"读经典，做临床"的口号，以倡导中医界的同事、学子，认真研读历代有代表性的中医典籍，以提高中医理论与临床水平。

　　金元时期是中医药学迅速发展的时期。受宋明理学的影响，中医药学针对宋以前的诊疗模式、临症方法展开了学术争鸣，全面探究病因病机理论，形成了新的外感内伤病机学说，即金元四大家的学术争鸣。他们对宋以前那种"方证相应""以方名证"，临证辨识"方证"的诊疗模式提出了挑战，开始大量使用《内经》阴阳五行、脏腑气血学说探讨病因病机，推导和辨析临症证候及症状发生和变化的机理。

　　金元四大家以刘完素为首。刘完素，字守真，自号通玄处士。河间人（今河北省河间县），故尊称刘河间。他在精研《素问》《伤寒论》的基础上，以"火热论"阐发六气病机，提出了"六气皆从火化"的著名论点，力主寒凉治病，创立了寒凉学派。主要著作有《素问玄机原病式》《黄帝素问宣明论方》和《素问病机气宜保命集》。

　　张从正，字子和，自号戴人。睢州考城人（今河南睢县、兰考一带）。私淑刘河间，治病宗河间寒凉之法，又发展河间寒凉学派为以寒凉攻邪为特点的攻邪学派。他认为疾病"或自外而入，或由内而生，皆邪气也"，邪留则正伤，邪去则正安，故治疗上以汗、吐、下三法攻除疾病。其代表作为《儒门事亲》。

　　李杲，字明之，真定人（今河北正定），居于东垣地区，晚号东垣老人。师事张元素，依据《内经》以胃气为本的理论，提出了"内伤脾胃，百病由生"的观点，治疗上强调调理脾胃，升提中气，创立了补土学派。其代表作为《脾胃论》

《内外伤辨惑论》和《兰室秘藏》。

朱震亨，字彦修，婺州义乌人（今浙江义乌市），其乡有小河名丹溪，故尊之为丹溪翁。丹溪师事罗知悌，又受到刘完素、张从正、李杲三家学说的影响及程、朱理学的影响，倡导"阳常有余，阴常不足"和"相火"易于妄动耗伤精血的观点，治疗上主张滋阴降火，善用滋阴降火药，后世称其学术流派为养阴派。丹溪的著作，以《局方发挥》《格致余论》和《金匮钩玄》为代表，而《丹溪心法》等则为其门人弟子整理其学术经验而成书。

金元四大家及其传承弟子经过不断的研究、探讨与实践，构建了当时中医学临症诊疗模式及临症的基本理论框架，即"时方派"的特色学术。时方派的理论、实践及诊疗模式是在宋代医学着重方剂的收集、整理、汇总的基础上，又在临症理论、诊疗模式方面进行了一次更深入的研讨、辨析与提高，把古代有着各自发展轨迹的"医经理论"与"经方实践"在方法上进行了相融的构建，形成了金元时期用医经理论推导、辨析、诠释"方"与"证"之间关系的辨（病机）证施治的基本模型。这种初始的模型经过后世的不断发展、完善，逐渐丰富它的理论框架，形成了后世中医学临症的主流模式，亦是我们现代中医临症官方的主流模式。因此，认真研读金元四大家的著作，探讨金元时期学术争鸣的起因与内涵，辨析当时临症模式转换的背景及辨（病机）证施治的形成与发展，对于我们研究现代中医临症的诊疗模式，临症理论的框架结构具有不可或缺的意义。

作为国家重点研究课题 973 项目的一部分，我们汇集了金元四大家有影响的代表作 11 部及从诸书中汇总的《朱丹溪医案拾遗》1 部，编辑成"金元四大家医书校注丛书"。通过筛选好的底本，配合校勘讹误，注释疑难，诠释含义等方式，深入准确地理解原著内容，以期方便读者学习了解金元四大家医书的内容。同时从学说的源流、背景、学术特色及对后世的影响等方面，对各书进行了系统研究。

不过限于水平，错误与疏漏之处在所难免，切望广大专家、读者批评指正。

编　者
2020 年 10 月

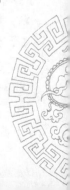

校注·说明

　　《素问病机气宜保命集》三卷，金·刘完素撰。成书于金世宗大定丙午年，即1186年。此次校勘《素问病机气宜保命集》是以文渊阁四库全书本（简称"四库本"）为底本，以明万历二十九年（1601年）吴勉学校步月楼刻本《古今医统正脉全书》本为主校本（简称"明本"），以宣统己酉年上海千顷堂石印本《刘河间伤寒三书》为参校本（简称"千顷堂本"）。

　　现将校注体例说明如下：

　　一、底本竖排格式改为横排，底本表示文字位置的"右""左"，一律改为"上""下"，不出校记。

　　二、凡底本因刻致误的明显错别字，径改不注。校本有异文，有参考价值的，出校记说明之。

　　三、底本中不规范的药名，一律径改为规范字，如"耆"改作"芪"，"檗"改作"柏"等，不再出校记说明。

　　四、原文中的异体字、通假字、古今字、俗写字，凡常见者一律径改为通行的简化字，不出校记，如"欬"改作"咳"，"於"改作"于"，"劤"改作"斤"等。对于原文中的冷僻字未经规范简化者，以及不常见的通假字、异体字等，酌情予以注释。

　　五、为使读者深入了解本书价值，特补录《四库全书总目提要》中本书的提要。

校注者

2020年12月

目 录

卷 下

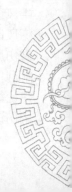

提　要

　　臣等谨案：《保命集》三卷，金张元素撰。元素字洁古，易州人。八岁应童子举。二十七试进士，以犯庙讳下第。乃去而学医，精通其术。因抒所心得，述为此书。凡分三十二门，首原道、原脉、摄生、阴阳诸论，次及处方用药，次第加减君臣佐使之法，于医理精蕴阐发极为深至。其书初罕传播，金末杨威始得本刊行之，而题为河间刘完素所著。明初宁王权重刊，亦沿其误，并伪撰完素序文词调于卷首以附会之。至李时珍作《本草纲目》，始纠其谬，而定为出于元素之手，于序例中辨之甚明。考李濂《医史》，称完素尝病伤寒八日，头痛脉紧，呕逆不食，元素往候，令服某药，完素大服，如其言遂愈。元素自此显名。是其造诣深邃，足以自成一家，原不必托完素以为重。今特为改正，其伪托之序亦并从删削焉。乾隆四十六年五月恭校上。

　　　　　　　　　　　　　　　　总纂官　臣纪昀　臣陆锡熊　臣孙士毅
　　　　　　　　　　　　　　　　　　　　　　总校官　臣陆费墀

『按语』

　　本文摘自《四库全书总目提要》。世传《素问病机气宜保命集》一书为张元素撰，出自李时珍。《医籍考》载："李时珍曰：张元素《病机气宜保命集》四卷，一名《活法机要》，后人误作河间刘完素所著，伪撰序文词调于卷首，一附会之。"《四库全书总目提要》从之，但据丹波元胤在《医籍考》所按："溪野老刘守真《三消论》跋云：麻征君寓汴梁日，访先生后裔，就其家得《三消论》《气宜病机》之书。又杜思敬《济生拔萃》称：东垣《活法机要》与洁古《家珍》及刘守真《保命》大同小异。考征君则麻九畴，为张子和友，乃在当时，其言若此。与杨序所谓'先生卒，书不世传'，'屏翳于茆茨荆棘中'者符。杜思敬编书在于元延祐二年，时八十一岁。其生距守真之时，未为辽阔，则是书之出自守真，断可知矣。且其所述方论，与《宣明论》《原病式》相出入。李时珍有何所证，以为张元素之书？夫元素所著虽佚不可见，东垣李明之尝从受其法，则读明之诸书以溯原委，其理趣判然与是书不同。元素子璧，著有《保命集论类要》，时珍岂非以此相混者耶。《提要》未察此义，随袭其谬，并以序文词称宁王伪撰。郢书燕说，莫甚此焉。《活法机要》为李明之所著，时珍又只是书一名，实为歧误。"今世皆从丹波元胤所说，以《素问病机气宜保命集》为刘完素撰。

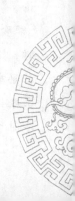

序

天兴①末，予北渡，寓东原之长清。一日过前太医王庆先家，于几案间得一书，曰《素问病机气宜保命集》。试阅之，乃刘高尚守真先生之遗书藁②也，其文则出自《内经》中摭③其要而述之者，朱涂墨注，凡三卷，分三十二门。门有资次，合理契经，如原道则本性命之源；论脉，则尽死生之说；摄生，则语存神养气之理；阴阳，则讲抱元守一之妙。病机，则始终有条有例，治病之法尽于此矣。本草，则驱用有佐有使，处方之法尽于此矣。至于解伤寒论、气宜论，曲尽前圣意，读之使人廓然有所醒悟，恍然有所发明，使六脉十二经、五脏六腑、三焦四肢，目前④可得而推见之也。后二十三论，随论出证，随证出方，先后加减，用药次第，悉皆蕴奥，精妙入神。尝试用之，一一皆中，真良医也，虽古人不是过也。虽轩岐复生，不废此书也。然先生有序，序己行藏，言幼年已有《直格》《宣明》《原病式》三书，虽义精确，犹有不尽圣理处，今是书也复出，与前三书相为表里，非曰后之医者龟镜⑤欤？至如平昔不治医书者得之，随例验证，度已处药，则思亦过半矣。予谓是书，虽在农夫、工贩、缁衣、黄冠、儒宗，人人家置一本可也，若己有病，寻阅病源，不至乱投汤剂，况医家者流者哉。惜哉！先生卒，书不世传，使先生之道，窃入小人口，以为己书者有之。予悯先生道，屏翳于茆茨⑥荆棘中，故存心精较，今数年矣，命工镂版，拟广世传。使先生之道，出于茆茨荆棘中，亦起世膏肓之一端也。

岁辛亥正月望日大卤⑦杨威序。

『注释』

①天兴：金哀宗完颜守绪年号。

②藁：通"稿"。

③摭（zhí 直）：摘取。

④目前：在眼前。目，眼也。

⑤龟镜：借鉴，又作"龟鉴"。

⑥茆茨（máocí 毛磁）：杂草，指代当时世间不发达的医学状况。茆，同"茅"。茨，蒺藜。

⑦大卤：古地名，位于今山西省太原市西南约二十五里处。《春秋·昭公元年》："晋荀吴帅师败狄於大卤。"杜预注："大卤，太原晋阳县。"

『按语』

本文讲述本书重刻的经过及缘由，归纳了书中的主要内容，并对本书价值予以高度的肯定。

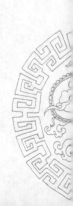

叙①

　　夫医道者，以济世为良，以愈疾为善。盖济世者凭乎术，愈疾者仗乎法。故法之与术，悉出《内经》之玄机。此经固不可力而求知而得也。况轩岐问答，理非造次，奥藏金丹宝典，深隐生化玄文，为修行之经路，作达道之天梯。得其理者，用如神圣；失其理者，似隔水山。其法玄妙，其功深远，非小智所能窥测也。若不访求师范，而自生穿凿者，徒劳皓首②耳。余二十有五，志在《内经》，日夜不辍。殆至六旬，得遇天人授饮美酒，若橡斗许，面赤若醉，一醒之后，目至心灵，大有开悟。衍其功疗，左右逢源百发百中。今见世医多赖祖名，倚约旧方，耻问不学，特无更新之法，纵闻善说，反怒为非。呜呼！患者遇此之徒，十误八九，岂念人命死而不复者哉！仁者鉴之，可不痛欤！以此观之，是未知阴阳变化之道。况木极似金，金极似火，火极似水，水极似土，土极似木。故《经》曰："亢则害，承乃制。"③谓己亢极反似胜己之化④。俗流未知，故认似作是，以为阳阴，失其本意。《经》所谓诛罚无过，命曰大惑。医徒执迷，反肆⑤傍识，纵用获效，终无了然之语，其道难与语哉！仆见如斯，首述玄机，刊行于世者，已有《宣明》等三书⑥。革庸医之鄙陋，正俗论之舛⑦讹，宣扬古圣之法则，普救后人之命。今将余三十年间，信如心手，亲用若神，远取诸物，近取诸身，比物立象，直明真理，治法方论，裁成三卷，三十二论，目⑧之曰《素问病机气宜保命集》。此集非崖略⑨之说，盖得轩岐要妙之旨，故用之可以济人命，舍之无以活人生，得乎心髓，秘之箧笥⑩，不敢轻以示人。非绝仁人之心，盖圣人之法，不遇当⑪人未易授尔，后之明者当自传焉。

　　时大定丙午闰七月中元⑫日河间刘完素守真述。

『注释』

①叙：底本无，据医统本（主校本）补入。

②皓首：指老年，又称"白首"。《后汉书·吕强传》："故太尉段颍，武勇冠世，习于边事，垂发服戎，功成皓首。"

③亢则害，承乃制：语出《素问·六微旨大论》。自然界五行中某一行之气过亢，就会由能克制它的那一行之气来克制，并承接它的地位形使气令。

④已亢极反似胜己之化：指五行中某一行，本身亢盛到极点就会出现克制自己之行的征象。

⑤肆：随意。

⑥三书：指《伤寒直格》《黄帝素问宣明论方》《素问玄机原病式》三书。《伤寒直格》，又名《刘河间伤寒直格方论》，三卷（原为六卷，或称六集）。全书仅 17 009 字，从热病证治角度发挥伤寒蕴义。

⑦舛（chuǎn 喘）：错乱。

⑧目：起名。用作动词。

⑨崖略：大概，大略。

⑩箧笥（qièsì 窃寺）：指书箱。箧，小箱子。笥，古时一种方形竹器，用来盛饭或衣物。

⑪当（dāng）：适合。

⑫中元：时节名，即农历七月十五日。

『按语』

本文对《内经》一书的重要性作出肯定，指出《内经》是医者济世愈疾的法与术。同时告诫学者《内经》旨深理奥，须"访求师范"，不可"自生穿凿"。并通过叙述作者自己学习《内经》的艰难过程，再次指出《内经》义理深奥，须努力探求，同时斥责庸医不学无术，不知《内经》义，误人性命的行径，从而引出著述本书的意义，望后学者"不遇当人未易授尔，后之明者当自传焉"。

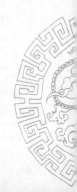

卷　上

原道论第一

『**原文**』

《经》^①曰：观天之道，执天之行，尽矣。盖天一而地二，北辨而南交^②，人精神之运以行矣。拟之于象，则水火也；画之于卦，则坎离也。两者相须，弥满六合，物物得之，况于人乎！

盖精神生于道者也，是以上古真人，把握万象，仰观日月，呼吸元气，运气流精^③，脱骨换形，执天机而行六气，分地纪而运五行，食乳饮血，省约俭育，日夜流光^④，独立守神，肌肉若一，故能寿比天地，无有终时，此其道生之要也。

夫道者，能却老而全形，身安而无疾。夫水火用，法象也。坎离交，言变也^⑤。万亿之书，故以水为命，以火为性。土为人，人为主性命者也。是以主性命者在乎人，去性命者亦在乎人。何则？修^⑥短寿夭，皆自人为。

故《经》^⑦曰：精神内守，病安从来。又曰：务快其心，逆于生乐。所以然者，性命在乎人，故人受天地之气，以化生性命也。是知，形者生之舍也，气者生之元也，神者生之制也。形以气充，气耗形病；神依气位^⑧，气纳神存。

『**注释**』

①《经》：《黄帝阴符经》，道教著作，托名黄帝撰，约成书于晋末至唐初。

②北辨而南交：接上文，天一地二，天一生水，地二生火，水属北方，火属南方，故曰天一地二，北辨南交。辨，判。交，合也，生成之意。

③运气流精：即运行精气，气为阳者轻而易行故曰运，精为阴者重而难动故曰流。

④省约俭育：简省节约，生活朴素。省约，简省节约，俭育，生活朴素。日夜流光：漫长的时光。流光，光阴。

⑤坎离交，言变也：先天八卦为乾为天，坤为地。后天八卦，天地相交，一点乾阳下入坤内变为坎，一点坤阴上入乾中变为离。道家谓坎离交者，欲由后天重反先天，水火既济也。故坎离交言变。变者，先天乾坤变后天坎离，后天坎离归根复本可重返乾坤之意。

⑥修：长。

⑦《经》：《黄帝内经》，下同。

⑧位：《释文》："位，本作立。"

『按语』

本文通过天道的各种征象表现，论述了天道之原。指出天道是"天之行"，水与火，坎与离，都是天道的表现征象。天道存在于万事万物之中，世界的各个事物都符合天道，甚至是具有高度智慧和生命的人。又对天道论述进一步具体化，指出人的精、神也一样地生于天道、符合天道以及人要达到"却老而全形，身安而无疾"的"道生"状态，需要遵循的原则。

『原文』

修真之士，法于阴阳，和于术数①，持满御神②，专气抱一③，以神为车，以气为马，神气相合，可以长生。故曰：精有主，气有元，呼吸元气，合于自然，此之谓也。智者明乎此理，吹嘘呼吸④，吐故纳新，熊经鸟伸⑤，导引按晓⑥，所以调其气也。平气定息，握固⑦凝想，神宫⑧内视，五脏昭彻，所以守其气也。

『注释』

①术数：泛指养生方法。周长有《内经翼注》："术数者，筹九候之法，既调于四时也，如虚邪贼风，避之有时之类，皆术数也。"

②御神：驾驭精神。

③专气抱一：结聚精气，使形神合一。专，通"抟"，结聚。

④吹嘘呼吸：吐气纳气的方法。

⑤熊经鸟伸：唐代成玄英曰："如熊攀树而自悬，类鸟飞空而伸脚。"代指古代导引之术。经，悬挂。

⑥按晓：按摩的古称。

⑦握固：道教养生修炼中常用的一种手式。出《老子》："骨弱筋柔而握固。"方法为以余四指握大拇指成拳，仿胎儿之状，男左女右。《道枢·众妙》："握固者何也？吾以左右拇指掐其三指之文，或以四指总握其拇，用左右手以拄腰腹之间者也。"这种手式有促使心气归一、辟邪毒之气的作用。

⑧神宫：藏神之宫。道家认为人体有上中下神宫，上为泥丸宫，中为绛宫，

下为气宫，皆为意守之处。

『原文』

法则天地，顺理阴阳，交媾坎离①，济用水火，所以交其气也。神水华池②，含虚鼓漱③，通行荣卫，入于元官④，溉五脏也。服气于朝，闭息于暮，阳不欲迭，阴不欲覆⑤，炼阴阳也。以至起居适早晏⑥，出处协时令，忍怒以全阴，抑喜以全阳，泥丸欲多栉，天鼓欲常鸣⑦，形欲常鉴⑧，津欲常咽，体欲常运，食欲常少。眼者，身之鉴也，常居欲频修。耳者，体之牖⑨也，城郭⑩欲频治。

『注释』

①交媾坎离：坎离相交，坎卦九二入离，离卦六二入坎，则后天坎离，变返归于先天乾坤。因坎属水，离属火，故又有水火既济之称。

②神水华池：指唾液。道家认为，人舌下左右各有一窍，左名金津，通于心气，又名神水。右名玉液，通于肾气，又名华池。

③鼓漱：鼓动口腔，漱津下咽。

④元官：又名"元官"，指丹田。

⑤阳不欲迭（dié 叠），阴不欲覆：坤之六二爻不应该被乾之九二爻所替代；乾之九二爻不应该为坤之六二爻所替代。指应坎离相交，重返乾坤。迭，替代。覆，盖。

⑥早晏（yàn 厌）：早晚的阴阳变化。晏，晚。

⑦泥丸欲多栉，天鼓欲常鸣：应该多梳头来益养泥丸宫。应该时常击天鼓。击天鼓，又称鸣天鼓。以两手掩耳抱头，用除大拇指外的其余八指叩击后脑勺，有通血脉、激发内气的作用。栉，梳子。代指梳头。

⑧鉴：同"镜"。有净洁之意。

⑨牖（yǒu 有）：窗户。

⑩郭：通"廓"。

『原文』

面者，神之庭也，神不欲覆。发者，脑之华也，脑不欲减。体者，精之元也，精不欲竭。明者，身之宝也，明不欲耗。补泻六腑，陶炼五精，可以固形，可以全生，此皆修真之要道。故修真之要者，水火欲其相济，土金欲其相养①。是以全生之术，形气贵乎安，安则有伦而不乱；精身贵乎保，保则有要②而不耗。故保而养之，初不离于形气精神，及其至也，可以通神明之出。神明之出，皆在于心。独不观心为君主之官，得所养，则血脉之气，旺而不衰，生之本无得而摇也，神之变无得而测也。肾为作强之官，得所养，则骨髓之气，荣而不枯，蛰封藏之本，无得而倾也，精之处，无得而夺也。夫一身之间，心居而守正，肾下而立始，精、神之居。此宫不可太劳，亦不可太竭。故精太劳则竭，其属在肾，可以专啬之也。神太用则劳，其藏在心，静以养之，唯静专然后可以内守。故昧者不知于此，欲拂③自然之理，谬为求补之术，是以伪胜真，以人助天，其可得乎。

『注释』

①土金欲其相养：土者脾也，金者肺也。土能生金，土金相养指养脾肺之气，喻养气之意。

②要：约束。

③拂：逆也。

『按语』

本篇是河间对于养生保健方法的认识。自北宋初陈抟将佛、道合二为一以后，性命双修的功法便盛行一时。刘河间受其影响较大，也主张性命双修，但他认为"故保而养之，初不离于形气精神，及其至也，可以通神明之出。神明之出，皆在于心"。应该先修命，后修性。

原脉论第二

『原文』

大道之浑沦①，莫知其源。然至道无言②，非立言无以明其理；大象无形③，非立象无以测其具④。道象之妙，非言不明。

尝试原⑤之。脉者，何也？非气非血，动而不息。荣行脉中，卫行脉外。《经》曰：脉者，血之府也。自《素问》而下，迄至于今，经所不载，无传记而莫闻其名焉。然而玄机奥妙，圣意幽微，虽英俊明哲之士，非轻易可得而悟也。夫脉者果何物乎？脉者有三名：一曰命之本，二曰气之神⑥，三曰形之道。《经》所谓"天和"者是也。至于折一支，瞽⑦二目，亦不为害生。而脉不可须臾失，失则绝命害生矣。

《经》曰：春弦一曰长、夏洪一曰钩、秋毛一曰涩、冬石⑧一曰沉，此言正脉，同天真造化之元气也。巡于春夏秋冬，木火金水之位，生长收藏，参和相应。故禀二仪而生，不离于气。故脉有生死之验。《经》曰：脉者，血之府也。如世之京都州县，有公府廨署⑨也。国因置者，所以禁小人为非道也。公府不立，则善者无以伸其枉，恶者无以罚其罪。邪正混同，贤愚杂处，而乱之根也。《经》曰：五运阴阳者，天地之道也，万物之纲纪，变化之父母，生杀之本始，神明之府也。既阴阳为神明之府，脉为血之府，而明可见焉。血之无脉，不得循其经络部分，周流于身，滂流奔迫，或散或聚。气之无脉，不能行其筋骨脏腑上下，或暴或蹶⑩。故《经》曰：出入废则神机化灭，升降息则气立孤危。故气化则物生，气变则物易，气盛则物壮，气弱则物衰，气绝则物死，气正则物和，气乱则物病，皆随气之盛衰而为变化也。

『注释』

①浑沦：天地未分前的混沌状态。

②至道无言：道是不能用语言表达的。

③大象无形：道所表现出来的征象是没有具体形态的。

④具：具体的形象。医统本作"奥"，可参。

⑤原：推求本原。

⑥气之神：气的变化莫测。王冰曰："变化莫测谓之神"。

⑦瞽（gǔ 古）：眼瞎。

⑧春弦：脉应四时之象。春季阳气升发，脉象呈流畅柔和而挺直之弓弦状。夏洪：夏季之常脉应洪。夏季阳气旺盛，气血涌盛于外，鼓荡充盈于血脉，致脉洪。　秋毛：指秋季正常脉象。秋季阳气开始收敛，其脉象相应轻微而浮。　冬石：指正常脉象在冬季的变化。石，沉重之意。指脉来沉以搏。冬季恶寒，阳气潜藏，皮肤紧束，故脉气相应地下沉。

⑨廨（xiè 谢）署：公府。廨，古代官吏处理公务的地方。

⑩暴：气机逆乱而致突然昏仆，不省人事。　蹶（jué 决）：阴阳失调，气机紊乱所致僵仆，跌倒。

『 按语 』

本文先释脉之原，以"道"言"脉"，超越出脉运行气血津液的范畴，将脉的重要性大大提高，指出"脉者有三名：一曰命之本，二曰气之神，三曰形之道"。后释脉之象，指出四时常脉的脉象，并认为，之所以四时脉象各不相同，是天人合一，人与自然相应的结果。脉在人体内运行气血，就像自然界春夏秋冬的运行一样，两者同属于"天真造化"。

『 原文 』

脉字者，从肉，从永，从爪，从血。四肢百骸，得此真元之气，血、肉、筋、骨、爪、发荣茂，可以倚凭而能生长也。长久永固之道，故从肉、从永者是也。从爪、从血者，巡之如水分流而布遍周身，无所不通也。《释名》①曰：脉，幕也。如幔幕之遮覆也，幕络一体之形，导太一②真元之气也。元气者，在气非寒、非热、非暖、非凉，在脉者非长、非钩、非涩、非沉，不为气而浮沉，不为血而流停，乃冲和自然之气也。故春温、夏热、秋凉、冬寒，所以然者，为元气动而不息，巡于四方木、火、金、水之位，温凉寒暑之化，生生相续，新新不停，日月更出，四序③迭迁④，脉不为息。故人有身形之后，五脏既生，身中元气即生焉。故春弦、夏洪、秋毛、冬石，此四时之气也，而脉者乃在其中矣。《道德经》曰：视之不见，听之不闻，搏之不得，迎之不见其首，随之不见其后。此如脉之谓也。又云：埏埴⑤以为器，当其无，有器之用，故有之以为利，无之以为用。又曰：吾不知名，字之曰道，强为之名曰大。斯立脉之名之本意也。故道者万物之奥，脉者百骸之灵。奥灵之妙，其道乃同。元气者，无器不有，无所不至。血因此而行，气因此而生。故荣行脉中，卫行脉外，瞻之在前忽焉在后而不匮⑥者，皆由于脉也。分而言之，曰气、曰血、曰脉，统而言之，惟脉运行血气而已。故《经》曰：血气者，人之神，不可不谨养也。

『 注释 』

①《释名》：古代训诂专用书，东汉刘熙撰。

②太一：中国古代哲学术语。在中国传统哲学中用以称世界的本原。太，即最大、最高，又作"大"或"泰"；一，即混沌未分，又作"乙"。《庄子·天下》称老子的"道"为太一。《吕氏春秋》称"太一出两仪，两仪出阴阳""万物所出，

造于太一"，以太一为"精气"，即世界的物质本原。《礼记·礼运》称太一为"大一"，指元气。汉武帝时以太一为"天神之尊贵者"。

③四序：即春、夏、秋、冬四季。

④迭（dié 叠）迁：轮流；更换。

⑤埏埴（yánzhí 严直）：将黏土置入模具中烧制成陶器。埏，制陶器的模具。埴：黏土。

⑥匮（kuì 溃）：《广雅》："匮，乏也。"

『按语』

本文以字释脉，对于"脉"字的含义，先后引用《释名》《道德经》所阐述内容，进行论述，来喻指脉在人体的表现方式及重要性，最后把脉的重要性及其表现归纳为"运行气血"。

『原文』

《阴阳别论》曰：所谓阳者，胃脘之阳也。此阳者，言脉也。胃者，土也。脉乃天真造化之元气也。若土无气，则何以生长收藏，若气无土，何以养化万物，是无生灭也。以平人之气，常禀于胃。《正理论》①曰：谷入于胃，脉道乃生，阴阳交会，胃和脉行。人禀天地之候，故春胃微弦曰平，但弦而无胃曰死。夏胃微钩曰平，但钩而无胃曰死。长夏微软曰平，但弱而无胃曰死。秋胃微毛曰平，但毛而无胃曰死。冬胃微石曰平，但石而无胃曰死。

阴者②，真脏也。见则为败，败则必死。五脏为阴。肝脉至，中外急③，如循刀刃，责责然如按琴瑟弦。心脉至，坚而搏，如循薏苡仁累累然。肺脉至，大而虚，如毛羽中人皮肤。肾脉至，搏而绝，如以指弹石辟辟然。脾脉，弱而乍数乍疏。夫如此脉者，皆为脏脉而独见而无胃脉。五脏皆至，悬绝④而死。故《经》曰：别于阳者，知病忌时；别于阴者，知生死之期。故人性候躁急憹⑤促，迟缓软弱，长短大小，皮坚肉厚，各随其状而脉应之。常以一息四至为准者，言呼出心与肺，吸入肾与肝。五者，胃兼主四旁，在呼吸之间也。数则为热，迟则为寒。如天之春秋二分，阴阳两停，昼夜各得五十度，自此添一遭则热，减一遭则寒。脉之妙道，从此可知矣。或如散叶⑥，或如燃薪⑦，或如丸泥⑧，或如丝缕⑨，或如涌泉⑩，或如土颓⑪，或如偃刀⑫，或如转索⑬，或如游鱼⑭。假使千变万化，若失常者，乃真元之气离绝，五脏六腑不相管辖，如丧家之狗，元气散失而命绝矣。

『注释』

①《正理论》:《正理伤寒论》,已佚。

②阴者:无胃气之脉。

③中外急:原作"中而无外急",诸本同,据《素问·玉机真脏论》改。

④悬绝:谓脉象悬浮无根,猝然断绝。《太素》:"来如绳断,故曰悬绝。"

⑤儇(xuān 宣):急迫。

⑥散叶:喻脉象的浮泛无根。

⑦燃薪:喻脉象的壮盛急疾。

⑧丸泥:喻脉象的坚强短涩。

⑨丝缕:喻脉象的弦细无力。

⑩涌泉:喻脉象如泉水涌出,浮鼓于肌肉之中。

⑪土颓:塌倒的废土,喻脉象的虚大无力。

⑫偃刀:仰卧的刀口。喻脉象浮取小而急疾,重按坚而急疾。

⑬转索:转动的绳索,喻脉象紧急而坚硬。

⑭游鱼:喻脉象摇头动尾而身不移。

『按语』

本文先指明脉之阴阳。脉之阳为胃气,见则为平、为常,平常者生;脉之阴为真脏气,见者为败,败则死。后以自然界之春秋喻脉,言春秋"自此添一遭则热,减一遭则寒",而脉亦如是。

『原文』

《经》曰:积阳为天,积阴为地。阳化气,阴成形。此言一气判而清浊分也。元气者,天地之本。天和者,血气之根。华佗云①:脉者,谓血气之先也。孔子曰②:天不言而四时行焉,百物生焉。而脉亦如之。又《经》曰:自古通天者,生之本。皆通乎天气也。通天者,谓通元气天真也。然形体者,假天地之气而生,故奉生之气,通计于天③,禀受阴阳而为根本。天地合气,命之曰人。天气不绝,真灵④内属,动静变化,悉与天通。

《易》⑤云:乾坤成列,而易立乎其中矣。故天地之体,得易而后生,天地之化,得易而后成。故阳用事,则春生夏长;阴用事,则秋收冬藏。寒往则暑来,暑往则寒来，始而终之，终而复始，天地之化也。而易也默然于其间，而使其四序各因时而成功。至于寒不凌⑥暑，暑不夺寒，无愆阳⑦伏阴⑧之变，而不至于大肃大温。故万物各得其冲气之和⑨，然后不为过而皆中节⑩也。

『注释』

①华佗云：引《中藏经》。

②孔子曰：引《论语》。

③通计于天：都本于天之气。计，本。

④真灵：指元神。

⑤《易》：《周易·系辞》。

⑥凌：侵犯。

⑦愆（qiān 千）阳：亦作"愆旸"。阳气过盛。本谓冬天温和，有悖节令。后亦指天旱或酷热。

⑧伏阴：盛夏中出现的寒气。谓气候反常。

⑨冲气之和：《道德经》："一者，道之和，谓冲气也。""冲气"是万物的开端，万物含有负阴、抱阳的两方面，两者经常是统一的，表现出用之不盈无所不入的作用。"和"表示统一，包含着对立在内，是有永恒性的，所以说"知和曰常"。

⑩中节：无太过不及。指符合法度。

『原文』

《道德经》曰：万物负阴而抱阳①，冲气以为和，百姓日用而不知。斯脉之道也。故脉不得独浮沉，独大小，独盛独衰，独阴阳。须可沉中有浮，浮中有沉，大中有小，小中有大，盛中有衰，衰中有盛，阴中有阳，阳中有阴。充塞一身之中，盈溢百骸之内，无经络不有，无气血不至，养筋骨毛发，坚壮腻泽，非心、非肾、非肝、非脾。五脏之盛，真气固密，不为邪伤。若忧愁思虑，饥饱劳逸，风雨寒暑，大惊卒恐，真气耗乱，血气分离，为病之本。

噫！夫万物之中，五常皆备，审脉之道，而何独无五常备邪。夫仁固卫一身，充盈五脏，四肢百骸，皆得荣养，无冲和之气，独真脏脉见则死矣。生则不见，死则脉见，好生恶死，此仁之谓也。分布躯体，和调气血，贵之在头目耳鼻，贱之在跖臀阴篡②，不得上而有，不得下而无，无所不施，无所不至，此义之谓也。

长人脉长，短人脉短，肥人脉沉，瘦人脉浮，大人脉壮，小人脉弱。若长人短，短人长，肥人浮，瘦人沉，大人弱，小人壮，夫如此者，皆不中理而为病，此礼之谓也。见在寸则上病，见在关则中病，见在尺则下病，五脏有疾，各有部分而脉出见，不为潜藏伏匿，一一得察有余不足而愈其病，此智之谓也。春弦、夏洪、秋毛、冬石，太阳之至其脉沉，太阴之至其脉大而长，少阴之至其脉钩，阳明之至短其脉涩而短，少阳之至其脉浮，厥阴之至其脉弦，四序不失其期，六气为常准者，此信之谓也。非探颐索隐，钩深致远[③]，学贯天人，旁通物理者，未能达于此矣。

『注释』

①万物负阴而抱阳：引自《老子·四十二章》，古代明堂之制为面南背北，人和万物皆面南而立，故前抱阳，后负阴。

②跖（zhí 直）：足下。　纂（cuàn 窜）：指会阴部。

③探颐索隐，钩深致远：探究烦细的事物，求索隐晦的问题，钩取深奥的道理，以达深远的境地。

『按语』

本文先论述人体生理，指出《内经》认为"天地合气，命之曰人"，故人之要为天地元气。《周易》认为"天地之化也，而易也默然于其间"，人之成也，源于易之用事。《道德经》则认为："万物负阴而抱阳，冲气以为和，百姓日用而不知。"道蕴涵于人日常生命活动之中。进而论及"脉"，认为"脉"就是人体中的"天地元气"，"易之用事"和百姓日用而不知的"道"一样，"充盈五脏，四肢百骸，皆得荣养"，正常则生命正常，异常则百病生焉。

摄生论第三

『原文』

论曰：《内经》谓：法于阴阳，和于术数，饮食有节，起居有常，不妄作劳，故能形与神俱，而尽终其天年，度百岁乃去。今时之人不然也，以酒为浆，以妄为常，醉以入房。以欲竭其精，以耗散其真，不知持满，不时御神，务快其心，逆于生乐，起居无节，故半百而衰也。且饮食起居，乃人生日用之法，纵恣不能知节，而欲传精神服天气者，不亦难乎。又《经》曰：饮食自倍，肠胃乃伤，起居如惊①，神气乃浮。是以圣人春木旺以膏香助脾，夏火旺以膏腥②助肺。金用事，膳膏臊③以助肝；水用事，膳膏膻以助心，所谓因其不胜而助之也。故食饮之常，保其生之要者，五谷、五果、五畜、五菜④也，脾胃待此而仓廪备，三焦待此而道路通，荣卫待此以清以浊，筋骨待此以柔以正。故《经》云：盖五味相济，斯无五宫之伤，所以养其形也。虽五味为之养形，若味过于酸，肝气以津，脾气乃绝；味过于咸，大骨气劳，短肌心气抑；味过于甘，心气喘满，色黑，肾气不衡；味过于苦，脾气不濡，胃气乃厚；味过于辛，筋脉沮弛⑤，精神乃央，所谓失五味之常，而损其形也。王注曰：味有伦缘，脏有偏绝，此之谓也。饮食者，养其形；起居者，调其神。是以圣人春三月夜卧早起，被发缓形，见于发陈⑥之时，且曰以使志生；夏三月夜卧早起，无厌于日，见于蕃秀⑦之时，且曰使志无怒，使气得泄；秋三月早卧早起，与鸡俱兴，见于容平⑧之时，收敛神气，且曰使志安宁，以应秋气；冬三月早卧晚起，去寒就温，见于闭藏之时，且曰使志若伏若匿，若有私意，若已有得。此顺生长收藏之道，春夏养阳，秋冬养阴，顺四时起居法，所以调其神也。《经》所谓逆于春气，则少阳不生，肝气内变；逆于夏气，则太阳不长，心气内洞；逆于秋气，则太阴不收，肺气焦满⑨；逆于冬气，则少阴不藏，肾气独沉。此失四时之气，所以伤其神也。智者顺四时，不逆阴阳之道，而不失五味损益之理，故形与神俱，久矣乃尽其天年而去。与夫务快其心，逆于生乐者，何足与语此道哉！故圣人行之，贤者佩之，岂虚语哉！

『注释』

①惊：混乱无章。
②膏腥：油脂。"腥"原作"臊"，据医统本改。《素问·金匮真言论》："西方白色，入通于肺……其臭腥。"
③臊：原作"腥"，据医统本改。《素问·金匮真言论》："东方青色，入通于肝……其臭臊。"
④五谷：指稻、麦、黍、稷、菽五种粮食作物。　五果：桃、李、杏、栗、枣。　五畜：牛、羊、豕、犬、鸡。　五菜：葵、藿、薤、葱、韭。
⑤沮弛：衰败松弛。
⑥陈：原作"生"，据医统本改。发陈，推陈出新。《素问·四气调神大论》：

"春三月，此谓发陈。"

⑦蕃秀：繁茂秀美。

⑧容平：盛受成熟之物。言丰收。

⑨焦满：肺热叶焦，胸中胀满。

『按语』

本文为刘完素养生观点，其本仍法于《内经》。指出应顺应自然（法于阴阳），持于摄神（形与神俱），而主要的方式方法就是"饮食者，养其形；起居者，调其神"，注重饮食与起居。

阴阳论第四

『原文』

论曰：天地者，阴阳之本也；阴阳者，天地之道也，万物之纲纪，变化之父母，生杀之本始，神明之府也。故阴阳不测①谓之神，神用无方谓之圣。倘不如此，以为天自运乎，地自处乎，岂足以语造化②之全功哉。大哉乾元，万物资始③；至哉坤元，万物资生④。所以天为阳，地为阴，水为阴，火为阳。阴阳者，男女之血气；水火者，阴阳之征兆。惟水火既济，血气变革，然后刚柔有体，而形质立焉。《经》所谓：天覆地载，万物悉备，莫贵于人。人禀天地之气生，四时之法成，故人生于地，悬命于天，人生有形，不离阴阳。盖人居天之下，地之上，气交之中，不明阴阳而望延年，未之有也。何则？苍天⑤之气，不得无常也。气之不袭，是谓非常，非常则变矣。王注曰：且苍天布气，尚不越于五行，人在气中，岂不应于天道。《左传》曰：违天不祥。《系辞》云：一阴一阳之谓道。《老子》曰：万物负阴而抱阳。故偏阴阳谓之疾。夫言一身之中，外为阳，内为阴；气为阳，血为阴；背为阳，腹为阴；腑为阳，脏为阴；肝心脾肺肾五脏皆为阴，胆胃大小肠膀胱三焦六腑皆为阳。盖阳中有阴，阴中有阳，岂偏枯而为道哉。《经》所谓治病⑥必求其本者，是明阴阳之大体，水火之高下，盛衰之补泻，远近之大小，阴阳之变通，夫如是唯达道人可知也。

『注释』

①不测：不测，难以测知。

②造化：指阴阳。

③大哉乾元，万物资始：天之伟大，万物凭其力量而萌生。

④至哉坤元，万物资生：大地伟大，万物凭其力量而生长。

⑤苍天：《庄子》："天之苍苍，其正色也。"《经籍纂诂》："苍，青也。"

⑥治病：原作"治心病"，治后衍"心"字，据医统本删。

『按语』

本文论阴阳，引用《内经》《左传》《周易》《老子》分别论述，旨在阐明阴阳是产生和形成万物的根本，也是人生命与健康的根本。而在疾病治疗过程中，"治病必求其本者，是明阴阳之大体"也。

察色论第五

『原文』

论曰：声合五音①，色合五行，声色符同，然后定立脏腑之荣枯。若滋荣者其气生，如翠羽、鸡冠、蟹腹、豕膏、乌羽②是也。枯夭者其气败，如草兹、衃血、枳实③、枯骨、如炲是也。至如青赤见于春，赤黄见于夏，黄白见于长夏，白黑见于秋，黑青见于冬，是谓五脏之生者，以五行之相继也。得肝脉色见青白，心脉色见赤黑，脾脉色见黄青，肺脉色见白赤，肾脉色见黑黄，是谓真脏之见者，以五行之相克也。若乃肺风④而眉白⑤，心风⑥而口赤，肝风⑦而目青，脾风⑧而鼻黄，肾风⑨而肌黑，以风善行数变故尔。肝热而左颊赤，肺热而右颊赤，心热而颜赤，脾热而鼻赤，肾热而颐赤，以诸热皆属火故尔。以至青黑为痛，黄白为热，青白为寒，以九气⑩不同故尔。鼻青为腹水，黑为水气，白为无血，黄为胃寒，赤为有风，鲜明为留饮，而五色取决于此故尔。然审病者，又皆以真脾为本。盖真脾之黄，是谓天之气，五色又明，病虽久而面黄必生者，以其真气外荣也。此数者，虽皆成法，然自非心清见晓于冥冥。不能至于此。故五色微诊，可以目察尤难。《难经》曰：望而知之谓之神。为见五色于外，故决死生也。

『注释』

①五音：角、徵、宫、商、羽。五行分属木、火、土、金、水。

②翠羽：翠鸟（孔雀）的羽毛，色泽华丽富有翡翠的颜色。　　鸡冠：颜色多鲜红。　　蟹腹：蟹腹内可见金黄色膏脂状的蟹黄。　　豕膏：即猪脂，俗名猪油。冷却时呈鲜亮白色。　　乌羽：乌鸟的羽毛，色泽黑而光亮。

③草兹：如草初生之青色。兹，滋也。　　衃（pēi 胚）血：凝固呈赤黑色的败血。衃，凝聚的血。　　枳实：黄白色或黄褐色。

④肺风：五脏风之一。肺风的症状是多汗恶风，面色淡白，不时咳嗽气短，白天减轻，傍晚加重，诊察时要注意眉上部位，往往眉间可出现白色。

⑤眉白：指两眉间的阙庭部位苍白。

⑥心风：五脏风之一。心风的症状是多汗恶风，唇舌焦躁，容易发怒，面色发红，病重则言语謇涩，诊察时要注意舌部，往往舌质可呈现红色。

⑦肝风：五脏风之一。肝风的症状是多汗恶风，常悲伤，面色微青，易发怒，有时厌恶女性，诊察时要注意目下，往往眼圈可发青色。

⑧脾风：五脏风之一。脾风的症状是多汗恶风，身体疲倦，四肢懒于活动，面色微微发黄，食欲不振，诊察时要注意鼻尖部，往往鼻尖可出现黄色。

⑨肾风：五脏风之一。肾风的症状是多汗恶风，颜面浮然而肿，腰脊痛不能直立，面色黑加煤烟灰，小便不利，诊察时要注意颐部，往往颐部可出现黑色。

⑩九气：指怒、喜、悲、恐、寒、炅（jiǒng 窘）、惊、劳、思。

『按语』

本文为刘完素五色诊病之说。其中关于五脏生死之色，多出《素问·五脏生成》，而痛、热、寒证所见之色则本于《素问·举痛论》。唯"鼻青为腹水，黑为水气，白为无血，黄为胸寒，赤为有风，鲜明为留饮"之论，见于宋·《小儿卫生总微论方》。由此可见，河间之学虽本于《内经》，亦能博采众长，后学者实当效取之。

伤寒论第六

『原文』

论曰：夫热病者，皆伤寒之类也，或愈或死，止于六七日间。若两感于寒者，必不免于死。《经》所谓：人之伤于寒者，则为病热，热虽甚不死。盖伤寒者，非杂病所比，非仲景孰能明此。故张先公①深得玄机之理趣，达六经之标本，知汗下之浅深。若投汤剂，正与不正，祸福影响，何暇②数日哉。然仲景分三百九十七法，一百一十三方，其证有六，其治有四。《经》云：一日巨阳③受之，其脉尺寸俱浮；二日阳明受之，其脉尺寸俱长；三日少阳受之，其脉尺寸俱弦；至四日太阴受之，其脉尺寸俱沉细；五日少阴受之，其脉尺寸俱微缓；六日厥阴受之，其脉尺寸俱沉涩。其太阳病者，标本不同，标热本寒，从标太阳发热，从本则膀胱恶寒。若头项痛、腰脊强，太阳经病也，故宜发汗。其阳明病者，虽从中气，标阳本实，从标则肌热④，从本则谵语。若身热、目痛、鼻干、不得卧，阳明经病，故宜解肌。太阳传阳明，非表里之传，若谵语从本为实，故宜下便。王注曰：以阳感热。其少阳病者，标阳本火，从标则发热，从本则恶寒。前有阳明，后有太阴，若胸胁痛而耳聋，往来寒热，少阳经病，故宜和解。其太阴病者，标阴本湿，从标则身目黄，从本则腹胀满，若腹满而嗌干，太阴经病，故宜泄满下湿，从其本治。其少阴病者，标阴本热，从标则爪甲青而身冷，从本则脉沉实而发渴，若口燥舌干而渴，少阴经病，故宜温标下本。其厥阴病者，故厥阴之中气宜温也，若烦满囊缩，厥阴经病，故为热，宜苦辛下之。故《经》所谓：知标知本，万举万当，不知标本，是为妄行。

『注释』

①张先公：指张仲景。
②暇（xiá霞）：间隔。《说文》："暇，闲也。"
③巨阳：太阳。
④热：原作"实"，据医统本改。

『按语』

本文论伤寒，以标本立论。认为六经之标本，乃为治伤寒之规矩，指出太阳病为"标热本寒"，阳明病"标阳本实"，少阳病"标阳本火"，太阴病者"标阴本湿"，少阴病"标阴本热"，各经病证从标从本不同，所治也各不相同。关于厥阴之标本，《内经·至真要大论》："少阳太阴从本，少阴太阳从本从标，阳明厥阴，不从标本从乎中也。"《类经》十卷第一注："阳明为燥金，从燥而化，故燥为本，阳明为标。厥阴为风木，从风而化，故风为本，厥阴为标。但阳明与太阴为表里，故以太阴为中气，而金从湿土之化。厥阴与少阳为表里，故以少阳为中气，而木从相火之化。是皆从乎中也。"由此看来，文中所论"厥阴之中气宜温也"或有温化湿土之意。

『原文』

又曰：各通其脏。乃惧汗泄非宜，此之谓也。故明斯六经之标本，乃为治伤寒之规矩，此所谓证有六也。且如发汗，桂枝^①、麻黄之辈，在皮者汗而发之；葛根、升麻之辈，因其轻而扬之法也；承气、陷胸之辈，下者引而竭之法也；泻心、十枣之辈，中满泄之法也^②；瓜蒂、栀豉者，高者因而越之法^③也。故明此四治之轻重，可为了^④伤寒之绳墨。此之谓其治有四也。若明六经四法，岂有发黄、生斑、蓄血之坏证，结胸、痞气之药过。《难经》所谓：未满三日，可汗而已，其满三日，可泄而已。故仲景曰：太阳病，脉浮紧，无汗、身疼痛，八九日不解，表证仍在，当发其汗，宜麻黄汤主之。少阴病，得之三二日口燥咽干者，急宜大承气汤下之。孰敢执于三四日汗泄之定法也。是以圣人书不尽言，言不尽意，说其大概，此之谓也。《经》所谓：发表不远热，攻里不远寒。余自制双解、通圣^⑤辛凉之剂，不遵仲景法桂枝、麻黄发表之药，非余自衒，理在其中矣。故此一时，彼一时，奈五运六气有所更，世态居民有所变，天以常火，人以常动，动则属阳，静则属阴，内外皆扰，故不可峻用辛温大热之剂，纵获一效，其祸数作。岂晓辛凉之剂，以葱白、盐豉，大能开发郁结，不惟中病令汗而愈，免致辛热之药，攻表不中，其病转甚，发惊狂、衄血、斑出，皆属热药所致。故善用药者，须知寒凉之味况，兼应三才^⑥造化通塞之理也。故《经》所谓：不知年之所加^⑦，气之盛衰，虚实之所起，不可以为功矣。大抵杂病^⑧者，气之常也，随方而异，其治不同。卒病^⑨者，气之异也，其治则同，其愈则异。昔黄帝兴四方之问，岐伯举四治之能，故伤寒之法备矣哉、大矣哉！若视深渊，如迎浮云，莫知其际。是以知发表攻里之药性，察标本虚实之并传，量老少壮弱之所宜，劳逸缓急之禀性，切脉明阴阳之分部^⑩，详证之邪气之浅深，故可言会通之法矣。《内经》曰：谨熟阴阳，无与众谋。此之谓也。

『注释』

①桂枝：指桂枝汤。后麻黄、葛根、升麻同。

②中满泄之法也：言病在中焦，壅实满盛，便采取消导之法。

③高者因而越之法：言病在上焦，就运用涌吐及针刺法。

④了（liǎo）：明白，知道。

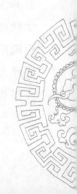

⑤双解、通圣：指刘完素自创的双解散和防风通圣散。两方同出《黄帝素问宣明论方》。

⑥三才：谓天、地、人。

⑦年之所加：运气术语。每年主客气加临之期。《素问·六节藏象论》："不知年之所加，气之盛衰，虚实之所起，不可以为工矣。"

⑧杂病：又名"杂症"。通常指外感病以外的内科疾病。

⑨卒病：指突然发生的急重疾病。《灵枢·岁露论》："然有卒病者，其何故也。"

⑩阴阳之分部：滑寿《难经本义·二十难》曰："阴部，尺；阳部，寸也。"

『按语』

本文提出伤寒四治之法，"因其轻而扬之，下者引而竭之，中满泄之，高者因而越之"。并提出自己的新主张，双解、通圣辛凉解表之法。刘完素以前，伤寒皆以仲景辛温解表之法治之，然宋以后《局方》盛行，辛温流弊，故河间以火热立论，自创双解、通圣，为后世医家开辛凉解表之先河。并且指出，此法并非违背仲景辛温解表之规矩，乃是"五运六气有所更，世态居民有所变"所致。

病机论第七

『原文』

论曰：察病机之要理，施品味之性用，然后明病之本焉。故治病不求其本，无以去深藏之大患。故掉眩①、收引、膹郁②、肿胀、诸痛痒疮，皆根于内。夫百病之生也，皆生于风、寒、暑、湿、燥、火，以知化之变也。《经》言：盛者泻之，虚者补之，余锡③以方士，而方士用之，尚未能十全，余欲令要道必行，桴鼓④相应，犹拔刺雪污，工巧神圣，可得备闻。《灵枢经》曰：刺深而犹可拔，污深而犹可雪。《庄子》曰：雪，犹洗也。岐伯曰：审察病机，无失气宜，此之谓也。

黄帝曰：愿闻病机何如？岐伯对曰：诸风掉眩，皆属于肝少虑无怒。风胜则动。肝者，罢极之本，魂之居也。其华在爪，其充在筋，以生血气，其味酸，其色苍，为将军之官，谋虑出焉。此为阴中之少阳，通于春气，其脉弦。王注曰：肝有二布叶一小叶，如木甲拆⑤之状，故《经》所谓其用为动，乃木之为动，火太过之政，亦为动。盖火木之主暴速，所以掉眩也。掉，摇也。眩，昏乱也。旋运皆生风故也。是以风火皆属阳，阳主动，其为病也，胃脘当心痛，上支两胁，隔咽不通，食饮不下，甚则耳鸣眩转，目不识人，善暴强仆，里急缩戾^⑥，胁痛呕泄，甚则掉眩巅疾^⑦，两胁下痛引小腹，令人善怒也；虚则目𥄫𥄫无所见，耳无所闻，善恐如人将捕之。凡病肝木风疾者，以热为本，以风为标。故火本不燔，遇风烈乃焰，肝本不甚热，因金衰而旺，肺金不胜心火，木来侮于金，故诸病作矣。其为治也，燥胜风。王注曰：风自木生，燥为金化，风余则制之以燥，肝胜则治以清凉。清凉之气，金之气也，木气之下，金气承之。又曰：风淫于内，治以辛凉。肝欲散，急食辛以散之。故木主生荣而主春，其性温。故风火^⑧则反凉而毁折，是兼金化制其木也。故风病过极。而反中外燥涩，是反兼金化也。故非为金制其木，是甚则如此。中风偏枯者，由心火暴甚，而水衰不能制，则火实克金，金不能平木，则肝木胜，而兼于火热，则卒暴强仆。凡治消瘅^⑨、仆击^⑩、偏枯、痿厥、气满、发肥贵膏粱之疾也^⑪。故此脏气平则敷和^⑫，太过则发生^⑬，不及则委和^⑭。

『注释』

①掉眩：证名。出自《素问·至真要大论》，又称眩掉。《素问玄机原病式》："掉，摇也；眩，昏乱旋运也。"泛指头摇，肢体震颤，头晕目眩等症。多因风邪及肝病所致。

②𪘲（fèn 忿）郁：指呼吸急促，胸部满闷。《素问·至真要大论》："诸气𪘲郁，皆属于肺。"《内经知要》卷下："𪘲者，喘急上逆；郁者，否塞不通。"

③锡：通"赐"。

④枹（fú 扶）鼓：用鼓槌打鼓，鼓就响起来。比喻相互应和，配合得很紧密。枹，鼓槌。

⑤木甲拆：指甲属木，象草木种子外皮开裂而萌芽之势。尤言树木分枝，条达舒畅。

⑥里急缩戾：原作"里剥臑戾"，据医统本改。谓筋脉短缩，乖戾失常。缩，《广雅》："缩也。"

⑦巅疾：巅顶疼痛。疾，痛。

⑧火：诸本同，疑作"大"。

⑨消瘅：即消渴。《类经》十六卷第六十注："消瘅者，三消之总称，谓内热消中而肌肤消瘦也。"

⑩仆击：即击仆。卒然倒仆，不省人事的症状。癫痫病发作和中风病多见。

⑪ "凡治……"句:《素问·通评虚实论》:"凡治消瘅仆击,偏枯痿厥,气满发逆,肥贵人,则高梁之疾也。"

⑫ 敷和:木象春气,其平气有散布温和的作用,使万物得以生长发育。王冰注:"敷布和气,物以生荣。"

⑬ 发生:万物生气宣发。王冰注:"宣发生气,万物以荣。"

⑭ 委和:指木运不及,其阳和之气弃而不用。委,屈或弃的意思。王冰注:"阳和之气,委屈而少用也。"

『原文』

诸痛痒疮疡,皆属于心静则神明。热胜则肿。心者,生之本,神之变也。其华在面,其充在血脉,为阳中之太阳。通于夏气,其脉钩,其味苦,其色赤,为君主之官,神明出焉,此为阳中之阳也。王注曰:心形如未敷莲花,中有七空,以导引天真之气,神之窟①也。《经》所谓:其用为燥。火性燥动,其明于外,热甚火赫,铄石流金,火之变也;燔焫②山川,旋反屋宇,火之灾眚③也。故火非同水,水智而火愚,其性暴速。其为病也,当胸中热、嗌干、右胠④满、皮肤痛、寒热、咳嗽、喘、唾血、血泄、鼽衄⑤、嚏呕、溺色变,甚则疮疡、胕肿⑥、肩背臑⑦缺盆中痛、疡疹、身热、惊惑、恶寒战栗、谵妄、悲忘、衄、蔑语、笑、疮疡、血流、狂妄、目赤、胸中痛、胁支满、胁下痛、背膺肩甲间痛、两臂痛;虚则胸腹大、胁下与腰背相引而痛。其为治也,以寒胜热。王注曰:小热之气,凉以和之;大热之气,寒以取之;甚热之气,汗以发之。发之不尽,逆制之;制之不尽,求其属以衰之。又曰:用水之主,以制阳光。《经》曰:气有多少,病有盛衰,治有缓急,方有大小,此之谓也。是以热淫于内,治以咸寒,佐以甘苦,以酸收之,以苦发之。心欲软,急食咸以软之。君火之下,阴精承之,火气之下,水气承之,是故火主暴虐,故燥万物者莫熯⑧乎火。夏月火热极甚,则天气熏蒸,而万物反润,以水出液,林木津流,及体热极而反汗液出,是火极而反兼水化。俗以难辨,认是作非,不治已极,反攻王气,是不明标本,但随兼化之虚象,妄为其治,反助其病而害于生命多矣。故此脏平则升明,太过则赫曦⑨,不及则伏明⑩。王注曰:百端之起,皆自心生。

『注释』

① 窟:医统本作"宇",可参。

②燔焫（ruò 若）：指有灼热感。《灵枢·淫邪发梦》："阳气盛则梦大火而燔焫。"

③灾眚（shěng 省）：即灾祸。《素问·气交变大论》："灾眚变易，非常而有也。"

④胠（qū 区）：《说文》："胠，亦（腋）下也。"《广雅·释亲》："胠，胁也。"

⑤鼽衄（qiúnǜ）：指鼻流清涕或鼻腔出血的病证。《素问·金匮真言论》："春善病鼽衄。"王冰注："鼽，谓鼻中水出。衄，谓鼻中血出。"

⑥胕肿：足面浮肿。

⑦臑（nào 闹）：指肩、肘之间的部位。

⑧熯（hàn 汉）：干燥，热。

⑨赫曦：光明炎盛貌。指火运太过。《素问·五常政大论》："帝曰：太过何谓？岐伯曰：木曰发生，火曰赫曦。"又："赫曦之纪，是谓蕃茂。"张介宾注："火之太过，是谓赫曦。"

⑩伏明：运气术语。五运主岁之中，火运不及称为伏明。《素问·五常政大论》："其不及奈何？岐伯曰：木曰委中，火曰伏明。"王冰注："明耀之气，屈伏不申。"

『原文』

诸湿肿满，皆属脾土味和气化。湿胜则濡泄。脾者，仓廪之官，本营之居也，名曰器，能化糟粕，转味而入出者也。其华在唇，其充在肌，其味甘，其色黄，故为仓廪之官，又名谏议之官，五味出焉。此至阴之类，通于土气，为阴中至阴也，其脉缓。王注曰：脾形象马蹄，内包胃脘，象土形也，其用为化，兼四气，聚散复形，群品以生，溉灌肝心肺肾，不主于时，寄王四季。《经》所谓：善不可见，恶者可见①也。其变骤注，其灾霖溃②。其为病也，胕肿骨痛，阴痹，按之不得，腰脊头颈痛，时眩，大便难，阴气不用③，饮不欲食，咳唾则有血，积饮，痞膈④中满，霍乱吐下。为善肌肉痿，足不收行，胁嗔呕吐，泄注下。王注曰：脾热之生，虚则腹满肠鸣飧泄⑤，食不化者。有胃之寒者，有胃之热者。色白澄彻清冷，皆属于寒；色黄水赤浑浊，皆属于热。故仲景曰：邪热不杀谷，火⑥性疾速。此之谓也。其为治也，风胜湿，湿自土生，风为木化，土余则制之以风，脾盛治之以燥。故湿伤肉，湿胜则濡泄⑦，其则水闭胕肿。王注曰：湿为水，水盛则肿，水下形肉已消。又曰：湿气为淫，皆为肿满，但除其湿，肿满自衰。若湿气在上，以苦吐之；湿气在下，以苦泻之，以淡渗之。治湿之法，不下⑧小便，非其治也。故湿淫所胜，平以苦热，佐以酸辛，以苦燥之，以淡泄之。若湿上甚而热，治以苦温，佐以甘辛，以汗为故而止。湿淫于内，治以苦热，佐以酸淡，以苦燥之，以淡泄之。脾苦湿，急食苦以燥之。又曰：土气之下，木气承之。《本草》⑨曰：燥可去湿，桑白皮、赤小豆之属。王注曰：半身以上，湿气有余，火气复郁，所以明其热能生湿。《经》所谓：风寒在下，燥热在上，湿气在中，火行游其间。是以热之用矣。故土主湿黅⑩云雨而宏静，雨热极甚，则飘骤散落，是反兼风木制其土也。若脾甚，土自邕⑪，燥去其湿，以寒除热。脾土气衰，以甘缓之。所以燥泄、积饮、痞膈、肿满、湿热、干痼⑫、消渴，慎不可以温药补之。故积温成热。性之温，乃胜气之药也，故此脏喜新而恶陈，常令滋泽，无使干涸，土平则备化，太过则敦阜⑬，不及则卑监⑭。

『注释』

①恶者可见：原作"恶不可见"，诸本同，据《素问·玉机真脏论》"善者不可得见，恶者可见"改。

②霖溃：久雨及泥泞。

③阴气不用：指阴痿病。

④痞（pǐ 匹）膈：即痞满。

⑤飧（sūn 孙）泄：泻下完谷不化。

⑥火：原作"水"，据医统本改。

⑦濡泄：指湿盛伤脾的泄泻。

⑧下：医统本作"利"，可参。

⑨《本草》：指唐·陈藏器《本草拾遗》。

⑩黅（yīn 因）：古同"阴"，云遮日。

⑪邕（yōng 拥）：古同"壅"，堵塞。

⑫痼：医统本作"涸"，可参。

⑬敦阜（fù 复）：厚而高。指土运太过。

⑭卑监：五运主岁中，土运不及的名称。

『原文』

诸气膹郁病痿，皆属于肺金常清气利。燥胜则干。肺者，气之本，魄之处也。

其华在毛，其充在皮，其味辛，其色白，而为相傅之官，治节出焉。为阳中之少阳①，通于秋气，其脉毛。王注曰：肺之形，象人肩，二布叶一小叶，中有二十②四空行列，以布分诸脏清浊之气。《经》所谓：其用为固③，其变肃杀④，其眚苍落⑤。其为病也，骨节内变，左胠胁痛，寒清于中，感而疟，大凉革候⑥，咳，腹中鸣，注泻⑦鹜溏⑧，咳逆心胁满，引小腹善暴痛，不可反侧，嗌干，面尘色恶，腰痛，丈夫㿉疝⑨，妇人少腹痛，浮虚，鼽⑩尻⑪股髀⑫腨⑬胻⑭，是病皴揭⑮。实则喘咳逆气，肩背痛，汗出尻阴股膝髀；虚则少气不能报息，耳聋嗌⑯干。其为治也，热胜燥，燥自金生，热为火化，金余则制之以火，肺胜则治之以苦。又曰：金气之下，火气承之。燥淫于内，治以苦温，佐以甘辛，以苦下之。若肺气上逆，急食苦以泄之。王注曰：制燥之胜，必以苦温。故受干病生焉，是以金主于秋而属阴，其气凉，凉极天气清明，而万物反燥，故燥若火，是金极而反兼火化也，故病血液衰也。燥金之化极甚，则烦热、气郁、痿弱，而手足无力不能收持也。凡有声之痛，应金之气。故此脏平气则审平，太过则坚成，不及则从革⑰。

『注释』

①少阳：诸本同，《素问·六节藏象论》作"太阴"。

②十：医统本作"千"，可参。

③其用为固：金之用，坚而能固。

④肃杀："杀"字原作"利"，据医统本改。肃杀，有严酷摧残的意思。常用来形容秋冬的气象。

⑤苍落：青干而凋落。

⑥大凉革候："革"原作"单"，据医统本改。大凉革候，大凉之气改变气候。

⑦注泻：腹泻。注，大便如水样向下倾注样。

⑧鹜溏：像鸭便一样的溏泻。鹜，鸭。

⑨㿉疝：一般指肠子下坠而形成阴囊肿大。

⑩鼽（qiú 球）：指面颊、颧骨处。

⑪尻（kāo）：臀部。

⑫髀（bì 闭）：指股部，大腿。

⑬腨（shuàn 涮）：小腿肚。

⑭胻（héng 横）：胻骨。即胫骨，位于小腿部的内侧。

⑮皴（cūn 村）揭：肌肤起皴成褶之病证。皴，皮细起也。

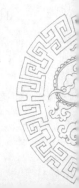

⑯嗌（yì 易）：咽喉。

⑰从革："从"上原衍"不"字，诸本同，据《素问·五常政大论》改。

『原文』

诸寒收引①，皆属于肾水能养动耗。寒胜则浮。肾者主蛰②，封藏之本，精之处也。其华在发，其充在骨，其味咸，其色黑，为作强之官，伎巧出焉。为阴中之少阴③，通于冬气，其脉石。王注曰：肾脏有二，形如豇豆相并，而曲附于膂筋④，外有脂裹，里白表黑，主藏精。故《仙经》⑤曰：心为君火，肾为相火。是言在肾属火，而不属水也。《经》所谓：膻中者，臣使之官，喜乐出焉。故膻中者在乳之间，下合在于肾，是火居水位，得升则喜乐出焉。虽君相二火之气，论其五行造化之理，同为热也。故左肾属水，男子以藏精，女子以系胞；右肾属火，游行三焦，兴衰之道由于此。故七节之傍，中有小心，是言命门相火也。《经》所谓：其变凝冽⑥，其眚冰雹，其为病也，寒客心痛，腰腿痛，大关节不利，屈伸不便，苦厥逆，痞坚腹满，寐汗。实则腹胫肿，喘咳身重，汗出憎风；虚则胸中痛，大小腹痛，清厥⑦，意不乐。王注曰：大小腹，大小肠也。此所谓左肾水发痛也。若夫右肾命门相火之为病，少气，疮疡疥癣，痛肿胁满，胸背首面四肢浮肿，腹胀呕逆，瘛疭⑧，骨痛节有动，注下⑨，温疟，腹中暴痛，血溢，流注精液，目赤心热，甚则瞀昧⑩暴痛，瞀闷⑪懊憹⑫，嚏呕疮疡，惊燥喉痹，耳鸣，呕涌暴注，瞤瘛暴死，瘤气结核，丹熛⑬，皆相火热之胜也。其为治也，寒胜热，燥胜寒。若热淫于内，治以咸寒；火淫⑭所胜，平以咸冷。故相火之下，水气承之。如寒淫于内，治以甘热，佐以苦辛；寒淫所胜，平以辛热。又曰：肾苦燥，急食辛以润之，肾欲坚，食苦以坚之。故水本寒，寒急则水冰如地而能载物，水发而雹雪，是水寒亢极，反似克水之土化，是谓兼化也。所谓寒病极者，反肾满⑮也。左肾不足，济之以水，右肾不足，济之以火。故此脏水平则静顺，不及则涸流，太过则流衍⑯。

『注释』

①诸寒收引：原作"诸寒热"，据医统本改。

②肾者主蛰：意谓肾脏具潜藏、封藏、闭藏之生理特性。蛰是指自然界昆虫、兽类的冬眠现象。

③阴中之少阴：原作"阴中之阴"，医统本作"阴中阴"，据《素问·六节藏象论》改。

④膂（lǚ吕）筋：指脊膂之筋。即脊背部两侧的肌腱。

⑤《仙经》：十卷，陶弘景著。

⑥凝冽：谓严寒。

⑦清厥：足逆冷。

⑧瘛疭（chì zòng赤纵）：筋急而缩为瘛。筋缓而伸为疭。伸缩不已。为瘛疭。俗谓之搐搦是也。

⑨注下：大便如水样向下倾注。

⑩瞀（mào冒）昧：昏蒙迷惑，精神错乱。瞀，昏迷，精神错乱。

⑪瞀闷：郁闷，烦闷。

⑫懊憹（náo挠）：证名。指心胸烦热，闷乱不宁之状。

⑬丹熛（biāo标）：又名"火丹""丹毒"。《素问·至真要大论》称之为"丹熛"。

⑭淫：原脱，据医统本补入。

⑮肾满：指肾脏邪气壅盛，脉气满实。

⑯流衍：水运太过之年的名称。

『原文』

诸厥固泄，皆属于下。厥，谓气逆，固为禁固。气①则肝肾失守，失守则不能禁固，出入无度，燥湿不恒，故气下则愈也。《经》所谓：厥气上行，满脉②去形。

诸痿③喘呕，皆属于上。肺者脏之长也，为心之华盖。故肺热叶焦，发痿躄④，是气郁不利，病喘息而呕也。呕，谓呕酸水。火气炎上之象也。胃膈热甚，则为呕也。若衰火之炎，痿躄则愈；利肺之气，喘息自调也；道路开通，吐呕则除。凡病呕涌溢食，皆属之火也。王注曰：内格呕逆，食不得入，是有火也。《经》所谓：三阳有余，则为痿易。王注曰：易，有变易常用，自痿弱无力也，故此者热之明矣。

诸热瞀瘛⑤，皆属于火。热气甚，则浊乱昏昧也。瞀，示乃昏也。《经》所谓：病筋脉相引而急，名曰瘛者，故俗为之搐是也。热胜风搏，并于经络，故风主动而不宁，风火相乘。是以热瞀瘛而生矣。治法祛风涤热之剂，折其火势，热瘛可立愈。若妄加灼火，或饮以发表之药，则取死不旋踵。

诸禁鼓栗⑥，如丧神守，皆属于火。禁栗惊惑，如丧神守，悸动怔忪，皆热之内作。故治当以制火，制其神守，血荣而愈也。

诸痉项强，皆属于湿。寒湿同性，水火同居，故足太阳膀胱经属水而位下，所以湿可伤也。其脉起目内眦，上额交于巅上，其支别从巅入络于脑，还出则下项，故主项强。太阳表中风，加之以湿，客于经中，内挟寒湿，则筋脉抽急，故痉项强不柔和。此太阳寒湿⑦，当详有汗无汗，治以流湿祛风，缓发表而愈也。

诸逆冲上，皆属于火。冲，攻也。火气炎上，故作呕涌溢，食不下也。

诸胀腹大，皆属于热。肺主于气，贵乎通畅，若热甚则郁于内，故肺胀而腹大。是以火主长而高茂，形见彰显，升明舒荣，皆肿之相也，热去则见白利也。

诸躁狂越，皆属于火。胃实则四肢实而能登高也，故四肢者诸阳之本。《经》所谓：阴不胜阳，则脉流薄疾，病乃狂。是以阳盛则使人妄言骂詈⑧，不避亲疏，神明之乱也。故上善若水，下愚若火，此之谓也。治之以补阴泻阳，夺其食则病已。

诸暴强直，皆属于风。暴，虐而害也，强劲有力而不能和柔也。乃厥阴风木势甚而成此。王注曰：阳郁于内，而阴行于外。千金曰：强直为风。治以泻火补金，木能自平也。

诸病有声，鼓之如鼓，皆属于热。腹胀大而鼓之有声如鼓者，热气甚则然也。《经》所谓：热胜则肿，此之类也。是以热气内郁不散而聚，所以扣之如鼓也。诸腹胀大，皆为里证，何以明之？仲景曰：少阴病腹胀，不大便者，急下之，宜大承气汤。所谓土坚胜⑨水则干，急与大承气汤下之，以救肾水，故知无寒，其热明矣。

诸病胕肿，疼酸⑩惊骇，皆属于火。胕肿热胜，内则阳气滞故也。疼酸，由火实制金，不能平木，则木旺而为酸。酸者，肝之味也。故《经》所谓：二阳一阴发病，主惊骇。王注曰：肝主惊。然肝主之，原其本也，自心火甚则善惊，所以惊则心动而不宁也。故火衰木平，治之本也。

诸转反戾⑪，水液浑浊，皆属于热。热气燥烁于筋，故筋转而痛，应风属于肝也。甚则吐不止，暍⑫热之气加之以泄，湿胜也。若三气杂，乃为霍乱。故仲景曰：呕吐而利，名⑬为霍乱。故有干霍乱，有湿霍乱。得其吐利，邪其得出，名曰湿霍乱也，十存八九；若不得吐利，挥霍撩乱，邪无出，名曰干霍乱，十无一生者，皆以冒暑中热，饮食不节，寒热气不调，清浊相干，阴阳乖隔⑭，则为此病。若妄言寒者，大误矣。故热则小便浑而不清，寒则洁而不浊，故井水煎汤，沸则自然浑浊也。

诸病水液，澄彻清冷，皆属于寒。水液为病，寒也。故水清净，其气寒冷，水谷不化而吐利，其色白腥秽，传化失常，食已不饥，虽有邪热不杀谷而不饥者，无倦而常好动，其便色黄而酸。王注曰：寒者上下所出，及吐出、溺出也。又法曰：小寒之气，温以和之。

诸呕吐酸，暴注下迫，皆属于热。流而不腐，动而不蠹⑮，吐呕、吐酸者，胃膈热甚，则郁滞于气，物不化而为酸也。酸者，肝木之味。或言吐酸为寒者，误也。暴注者，是注泄也，乃肠胃热而传化失常。《经》所谓：清气在下，则生飧泄。下迫者，后重里急，窘迫急痛也，火性急速，而能造物故也。俗云虚坐努责⑯而痛也。

诸涩枯涸干劲皴揭，皆属于燥。涩枯者，水液气衰少，血不荣于皮肉，气不通利，故皮肤皴揭而涩也，及甚则麻痹不仁。涸干者，水少火多。《系辞》云：燥万物者，莫熯乎火。故火极热甚，水液⑰干而不润于身，皮肤乃启裂，手足有如斧伤而深三二分者，冬月甚而夏月衰。故法曰：寒能收敛，收敛则燥涩皴揭；热能纵缓，则滋荣润泽，皆属燥金之化也。王注曰：物之生滑利，物之死枯涩。其为治也，宜开通道路，养阴退阳，凉药调之。荣血通流，麻木不仁，涩涸干劲皴揭，皆得其所，慎无服乌、附之药。《经》所谓：金木水火土，运行之数，寒暑燥湿火风，临御之化，则失道可见，民病可调。凡受诸病者，皆归于五行六气胜复盛衰之道矣。王注曰：人生有形；不能无患。既有其患，亦常有逃生化出阴阳者也。故曰：谨守病机，各司其属，有者求之，无者求之，盛者责之，虚者责之，必先五胜，疏其血气，令得调达而致和平，此之谓也。

『注释』

①气：气后疑脱"逆"字。

②满脉：喻气血上涌，气满脉内。

③痿：原作"疟"，医统本作"诸喘呕逆"，据《素问·至真要大论》改。

④痿躄：指四肢痿弱、足不能行。

⑤瞀瘛：指各种发热而见视物昏花，肢体抽搐的病证。

⑥诸禁鼓栗：指各种口噤不开，寒战口齿叩击的病证。

⑦太阳寒湿：原作"太阳伤风"，据医统本改。

⑧詈（lì 利）：骂。

⑨坚胜：原倒，据医统本乙转。

⑩疼酸：酸楚不适。

⑪诸转反戾：指各种转筋、肢体屈曲、角弓反张的病证。

⑫喝（yē 耶）：热，暑热。

⑬名：原作"若"，据医统本改。

⑭乖隔：分离、别离，阻隔。

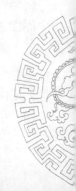

⑮蠹（dù 度）：木中的虫子。

⑯虚坐努责：时时欲便，但登厕努挣而不排便。

⑰液：原作"溢"，据医统本改。

『按语』

本文所论述病机，即《内经》"病机十九条"内容。"病机十九条"是以五运六气属性、发病特点及其与脏腑相应的理论为基础，对运气诸篇中有关五运六气所致主要病证之病机的概括与总结。提示人们对运气所致病证，必须从各种不同的证候中，认清其病因属性的本质，推求其病变的共同点，从而正确地进行防治。文中"诸""皆"二字，乃是泛指五运六气所致多数主要证候的一般情况，并不能包括一切同类证候的病机。因为这些证候，常因体质与气候等特殊变化而有所不同。所以"病机十九条"所述病机，不能看作是一切五脏与六淫致病的病机模式。刘完素受时代影响，较注重五运六气对人体与疾病的影响，而且尤重五运。他用比物立象的方法，将脏腑病机与五运更加紧密地联系在一起，将病机十九条中的脏腑病证统归于五运之中，归纳为五运主病。虽较病机十九条原文，仅加入木火土金水诸字样，然这是刘氏创造性运用五运作为疾病分类的纲领，使运气学说与临床紧密结合在一起。《素问》病机十九条中，原有风、热、湿、火、寒邪为病，刘完素增列了"诸涩枯涸，干劲皴揭，皆属于燥"一条，以成"六气"为病一类，使之与运气学说之六气相合。这样，脏腑病机、六气病机与运气学说结合在一起，使错综复杂的诸般病证统归于十一类，可谓纲举目张，便于后学也。

气宜论第八

『原文』

论曰：治病必明六化①分治，五味五色所主，五脏所宜，五行之运行数，六气②之临御化，然后明阴阳三才之数。故数之可数者，人中之阴阳也。然所合数之可得见也。夫阴阳者，数之可十，推之可万。故天地阴阳者，不以数推，以象之谓也。《经》曰：丹天之气，经于牛、女戊分；黔天之气，经于心、尾己分；苍天之气，经于危、室、柳、鬼；素天之气，经于亢、氐、昂、毕；玄天之气，经于张、翼、娄、胃。所谓戊己分者，奎、壁、角、轸，则天地之门户也。是以将前三数与天象俱明，终始之六气所司之高下，在泉浅深之胜复，左右之间同与不同，三纪太过不及之理，故可分天地之化产，民病之气宜矣。《经》所谓：太阳司天之政，故岁宜苦以燥之、温之；阳明司天之政，故宜以苦辛汗之、清之、散之，又宜以咸；少阳司天之政，故岁宜以咸，宜辛、宜酸，渗之、泄之、渍之、发之，观气寒温，以调其气；太阴司天之政，故宜以苦燥之、温之，甚者发之、泄之，不发不泄，则湿气外溢，肉溃皮拆而水血交流；少阴司天之政，故岁宜咸以软之，而调其上，甚则以苦发之，以酸收之，而安其下，甚则以苦泄之；厥阴司天之政，故岁宜以辛调之，以咸润之，人必折其郁气，先资其化源，是以迎而夺之，王气之法也。故云六气有余，用热远热，用温远温，用寒远寒，用凉远凉，食宜同法，此其道也。故王注曰：夏寒甚，则可以热犯热；寒不甚，则不可犯也。若有表证，若有里证。故法云：发表不远热，攻里不远寒。不发不攻，而犯寒犯热，使寒热内贼，其病益甚。故无者生之，有者甚之，所以不远热则热至，不远寒则寒至。其寒至，则坚痞、腹痛、急下利之病生矣。热至，则身热、吐下、霍乱、痈疽、疮疡、瞀眛③、昏郁、注下、瞤瘛、肿胀、吐呕、鼽血、衄血、头痛、骨节变、肉痛、血溢泄、淋閟之病生矣。王注曰：食已不肌，吐利腥秽，亦寒之疾也。暴喑冒昧、目不认人、躁扰狂越、谵妄、骂詈、惊痫，亦热之病也。故《经》所谓：无失天信，无逆气宜，无翼其胜，无赞其复，是谓至也。倘不知斯，寒热内贼，失气之宜。因不知四时五行，因加相胜，释邪攻正，绝人长命。术不通《经》，为粗工之戒。是以六气上司九宫，中司九元，下司九宣，三数俱明，各分主客、胜复、淫治克伐，主病岁物气味之厚薄。故《经》所谓：气味有厚薄，性用有躁静，治保有多少，力化有浅深。故少阳在泉，寒毒不生；太阳在泉，热毒不生。故其气专，其味正。少阴在泉，寒毒不生；太阴在泉，燥毒不生。此所谓天化地产。故天地气合，气合六节④分而万物化生矣。《经》所谓：谨候气宜，无失病机。病机者，寒暑燥湿风，金木水火土，万病悉自此而生矣。故谨察病机之本，得治之要者，乃能愈疾。亦常有不明六气五行之所宜，气味之厚薄所用，人身为病之所由，而能必获其效者，鲜矣哉！

『注释』

①六化：指风、寒、暑、湿、燥、火六气的变化。《素问·至真要大论》："故治病者，必明六化分治。"

②六气：风、热（暑）、火、湿、燥、寒六种气候变化。

③眛：原脱，据医统本补入。

④六节：古人以甲子纪天度，六十日甲子一周而为一节。又从六节以度三阴三阳及六气之变化以至人之六腑等。《素问·六微旨大论》："愿闻地理之应六节气位何如。"

『按语』

本文从天人相应的角度论述自然气候变化对人体疾病以及治疗的影响。内容多涉及运气术语，较为晦涩，然其旨不离于"天人相应""因时治宜"，即文中所云："用热远热，用温远温，用寒远寒，用凉远凉，食宜同法，此其道也。"

本草论第九

『原文』

论曰：流变在乎病，主治在乎物，制用在乎人。三者并明，则可以语七方十剂。宣、通、补、泻、轻、重、涩、滑、燥、湿，是十剂也。大、小、缓、急、奇、偶、复，是七方也。是以制方之体，欲成七方十剂之用者，必本于气味生成而成方焉。其寒热温凉四气者生乎天，酸苦辛咸甘淡六味者成乎地。气味生成，而阴阳造化之机存焉。是以一物之中，气味兼有，一药之内，理性不无。故有形者谓之味，无形者谓之气。若有形以无形之治，喘急昏昧乃生；无形以有形之治，开肠洞泄乃起。《经》所谓：阴味出下窍，阳气出上窍。王注曰：味有质，故下流便泻之窍；气无形，故上出呼吸之门。故阳为气，阴为味，味归形，形归气，气归精，精归化，精食气，形食味。王注曰：气化则精生，味化则形长。是以有生之大形，精为本。故地产养形，形不足温之以气；天产养精，精不足补之以味。形精交养，充实不亏，虽有苛疾，弗能为害。故温之以气者，是温之以肺；补之以味者，是补之以肾。是以惟人万物之灵，备万物之养，饮和食德①，以化津液，以淫筋脉，以行荣卫。故《经》所谓：阴之所生，本在五味。气味合而服之，以补精益气，所以为全生之术。故五谷、五畜、五菜、五果，甘、苦、酸、辛、咸，此为补养之要也。何则？谷入于口，而聚于胃，胃为水谷之海，喜谷而恶药，药之所入，不若谷气之先达，故治病之法，必以谷气为先。是以圣人论真邪之气者，谓：汗生于谷，不归于药石。辨死生之候者，谓：安谷则生，过期不惟数于五脏。凡明胃气为本，以此知五味能养形也。虽毒药攻邪，如国之用兵，盖出于不得已也。是以圣人发表不远热，攻里不远寒。辛甘发散为阳，酸苦涌泄为阴。故辛散、酸收、甘缓、苦坚、咸软，随五脏之病证，施药性之品味，然后分奇、偶、大、小、缓、急之制也。

『注释』

①饮和食德：即"饮食和德"，互备修辞格。意为人的饮食，应当坚持"和"与"德"两个原则。和，就是饮食要多样化，阴阳调和、君臣调和，不能偏食，也不能主次颠倒。德，就是饮食要符合"道"，即规律，包括自然规律、生理规律和道德律令。

『按语』

本文指出治方之本，本于"气味生成"，并详细论述气、味之性。旨在告诫学者，欲明制方，先明四气五味。同时提出"故治病之法，必以谷气为先"。可见作者治疗疾病过程中较重视以"胃气为本"。

『原文』

故奇偶者，七方四制之法。四制者，大小缓急也。《经》谓：气有多少，病有盛衰，治有缓急，方有大小。故大小者，君一臣二，奇之制也；君二臣四，偶之制也；君二臣三，奇之制也；君二臣六，偶之制也。又曰：奇方云君一臣二，君二臣三，偶方云君二臣四，君二臣六。所以七方者，四制之法。奇偶四制，何以明之？假令小承气、调胃承气为奇之小方也，大承气、抵当汤为奇之大方也，所谓因其攻下而为之用者如此。桂枝、麻黄为偶之小方，葛根、青龙为偶之大方，所谓因其发而用之者如此。《经》所谓：近者奇之，远者偶之。身之表者为远，身之里者为近。汗者不以奇，下者不以偶。不以者，不用也。故补上治上制以缓，补下治下制以急。急则气味厚，缓则气味薄。故味厚者为阴，薄是阴之阳，为味不纯粹者也。故味所厚，则泄之以下；味所薄，则通气者也。王注曰：味厚则泄，薄则通气。气厚者为阳，薄者为阳之阴，故附子、干姜味甘温大热，为纯阳之药，为气厚者也；丁香、木香味辛温平薄，为阳之阴，气不纯粹者也。故气所厚则发热，气所薄则发泄。《经》曰：薄则发泄，厚则发热。王注曰：阴气润下，故味薄则发泄；阳气炎上，故气厚则发热。味薄为阴少，故通泄；气薄为阳少，故汗出。是以论气味之薄厚，合奇偶之大小。肾肝位远，数多则其气缓，不能速达于下，必大剂而数少，取其迅急，可以走下也；心肺位近，数少则其气急，不能发散于上，必小剂而数多，取其气易散，可以补上也。王注曰：肺服九，心服七，脾服五，肝服三，肾服一，乃五脏生成之常数也。若奇之不去则偶之，是谓重方也。偶之不去，则反佐以取之，是谓寒热温凉，反从其病也。王注曰：是以圣人反其佐，以同其气，令声气应合，复令寒热参合，使其终异而始同，燥润而败，坚刚强必折，柔脆自消尔。故逆者正治，从者反治，从少从多，观其可也。

假令仲景曰：少阴病，下利而脉微者，与白通汤。利不止厥逆无脉者，干呕烦者，白通加猪胆人尿。王注曰：若调寒热之逆，冷热必行，则热物冷服，下泄之后，冷体既消，热性便发。由是病气随愈，呕哕皆除，情且不违，而致大益。此加人尿、猪胆汁咸苦寒物于白通汤热剂中，要其气相从，可去格拒之寒也。《经》所谓：热因寒用，寒因热用，塞因塞用，通因通用，必伏其所主，而先其所因，其始则同，其终则异，可使破积，可使溃坚，可使气和，可使必已。此之谓也。若病所远而中道气味之者，食而过之，无越其制度。王注曰：假如病在肾，而心之气味饲而冷，是仍急过之，不饲以气味，肾药凌心，心腹益衰，与上下远近例同。是以圣人治上不犯下，治下不犯上，和中上下俱无犯。故《经》所谓：诛罚无过，命曰大惑。此之谓也。有中外不相及，其治、其主病，皆论标本，不令妄攻也。故从所来者为本，其所感[①]者为标，是以内者内调，外者外治。内者调之，不言其治；外者治之，不言其调。《经》所谓：上淫于下，所胜平之；外淫于内，所胜治之。此之谓也。若从内之外，盛于外，先调其内，而后治其外；从外之内，而盛于内者，先治其外，而后调其内。王注曰：皆谓先除其根底，后削其枝条也。是故病发有余，本而标之，后治其本。故仲景曰：伤寒医下之，续得下利清谷，身疼痛者，急当救里；身疼痛，清便自调者，急当救表。救里四逆汤，救表宜桂枝汤。故里不足，必先救之。清便自调，知里气已调，然后急与桂枝汤以救表，是谓病发本而标之，先治其本，后治其标，此以寒为本也。故知标本者，万举万全，不知标本者，是谓妄行。此之谓也。

虽《本草》曰：上药，一百二十种，为君，应天；中药，一百二十种，为臣，应人；下药，一百二十五种，为使，应地。若治病者，特谓此三品之说未也。《经》所谓：有毒无毒，所治为主，适其小大为制也。故主病者为之君，佐君者为之臣，应臣者为之使，非上中下三品之谓也。王注曰：但能破积愈疾，解急脱死，则为良方，非必要以先毒为是，后毒为非，有毒为是，无毒为非，必量病轻重大小之治也。帝曰：三品何谓也？岐伯曰：所以明善恶之殊贯也。是以圣人有毒无毒，服自有约。故病有新久，方有大小，有毒无毒，宜合常制矣。大毒治病，十去其六；常毒治病，十去其七；小毒治病，十去其八；无毒治病，十去其九，谷肉果菜，食养尽之，无使过之，伤其正也，不尽行复如法。王注曰：法谓前四约也，余病不尽，然再行之，毒之小大，如约而止，必无太过矣。是以上古圣人，谓重身之毒，有故无殒，衰其大半而止。故药之性味，本以药治疾，诚能处以中庸，以疾适当，且如半而止之，亦何疑于攻治哉，此之谓也。故非调气而得者，治之奈何？有毒无毒，何先何后，愿闻其道。

『注释』

①感：医统本作"受"，可参。

『原文』

王注曰：夫病生，类其有四焉。一者，始因气动而内有所成，为积聚、癥瘕、瘤气、瘿起结核、癫痫之类是也。二者，始因气动而外有所成，谓痈肿、疮疡、痂疥、疽、痔、掉瘛①、浮肿、目赤、瘭胗②、胕肿、痛痒之类是也。三者，不因气动而病生③于内，为留饮、澼④食、饥饱、劳损、宿食、霍乱、悲恐喜怒、想慕忧结之类是也。四者，不因气动而病生于外，为瘴气、贼魅⑤、蛊毒⑥、蜚尸⑦、鬼击⑧、冲薄坠堕、风寒暑湿砑⑨射、刺割、捶扑之类是也。如此四类者，有独治内而可愈，大小承气、陷胸、抵当汤、三花神祐、藏用之类是也；有兼治内而愈者，大小柴胡、通圣、洗心、凉膈、黄连解毒之类是也；有独治外而愈者，善应膏、拔毒散、点眼药、生肌之类是也；有兼治外而愈者，拨云散、苦参散、千金内托散之类是也，有先治内后治外而愈者，瘭胗、丹毒、疮疡、疹、麸豆⑩之类，悉因三焦相火，热甚于内，必先疏启其中，凉苦寒之剂，汤涤脏腑，或以砭射⑪、敷扫、涂抹于外者是也；有先治其外后治其内而愈者，伤寒、刺割、破伤，皆因风寒之邪，从外之内，先以发散其外，发之不已，量其浅深峻泄之；有齐毒而攻击者，暴病、大小便不利、胎死、坚积、满胀之类是也；有复无毒而调引者，痰滞、气痞、胃虚脾弱、气不往来，以通经利其气之药之类是也。凡此之类，方中所施，或胜或复。寒者热之，热者寒之，温者清之，散者收之，抑者折之，燥者润之，急者缓之，刚者软之，衰者补之，强者泻之，坚者削之，留者攻之，客者除之，劳者温之，温养也。结者散之，燥者濡之，损者温之，温补也，逸者行之，劳者动之，惊者平之，平常也，常见常闻。上之，吐之，下之，泄之，磨之，火灸之，浴薄之，劫之，燔之⑫，针劫刺⑬其下，开之，发之，适可为度，各安其气，必清必净，则病气衰去，归其所宗，此治之大体也。

是以圣人法无定体，体变布施，药不执方，合宜而用。故论言治寒以热，治热以寒，而方士不能，废绳墨而更其道也。有病热者，寒之而热，有病寒者，热之而寒，二者皆在，新病复起，奈何？治诸寒而热者，取之以阴，热而寒者，取之以阳，所谓求其属也，王注曰：谓治之而病不衰退，反因热寒而随生寒热，病之新者也。谓其益火之原以消阴翳，用水之主以制阳光。故曰：求其属也。夫取心者，不必齐以热，取肾者，不必齐以寒。但益心之阳，寒亦通行，若强肾之阴，热之犹可。此论五味所归，五脏寒热温凉之主也。呜呼！圣人之道久塞，而后之人独不能之也。王注曰：言少可以贯多，举浅可以料深⑭，何法之明也如此。故非圣人之道，孰能至于是邪。是以治病之本。须明气味之厚薄。七方十剂之法也。方有七，剂有十。故方不七，不足以尽方之变，剂不十，不足以尽剂之用。方不对病，非方也，剂不蠲⑮疾，非剂也。

『注释』

①掉瘛：病证名，指振掉并见筋脉拘急抽搐。《素问·至真要大论》："头顶痛重，而掉瘛尤甚。"

②㵼（biāo 标）胗（zhēn 真）：㵼，指㵼疮，病证名。出《诸病源候论》。又名㵼浆疮。症见初起患部如火烧汤烫，起疱，随之皮破，㵼浆流出成疮，疼痛，渐渐蔓延，甚者遍身溃烂。胗，嘴唇溃疡。《说文》："胗，唇疡也。籀文从广。"

③病生：原倒，据医统本乙转。

④澼（pì 媲）：指垢腻黏滑状。

⑤魅（mèi 妹）：传说中的鬼怪。

⑥蛊毒：病名。出《肘后备急方》。《诸病源候论》将蛊毒分为蛊毒候、蛊吐血候、蛊下血候等。证候复杂，变化不一，病情一般较重。

⑦蜚（fēi 飞）尸：游神野鬼。指因疑惧产生的一切祸祟幻象。

⑧鬼击：病名。胸腹部突然绞痛或出血的疾患。一名鬼排。出《肘后备急方》。

⑨斫（zhuó 卓）：用刀、斧等砍劈。

⑩麸豆：麸豆疮，即天花。

⑪砭射：用砭石治疗的一种方法。《难经》中说："其受邪气，畜则肿热，砭射之也。"射，指这种方法有渗透、发散、作用在机体深部的特点。

⑫燔（fán 凡）之：《说文》："燔，爇也。从火，番声。与焚略同。"之：原脱，据医统本补。

⑬针劫刺：医统本无"刺"字。

⑭深：原作"大"，据医统本改。

⑮蠲（juān 捐）：除去、去掉。

『按语』

本文指出制方之法，不出"大小缓急"四法，而之所以有此四法是因为生病的原因共有四类"一者，始因气动而内有所成；二者，始因气动而外有所成；三者，不因气动而病生于内；四者，不因气动而病生于外。"所谓七方十剂，不过是"大小缓急"四法的具体体现而已。值得注意的是，作者在这里提出"是以圣人法无定体，体变布施，药不执方，合宜而用"，认为治疗疾病，不应该执以成方，只要明了四气五味，气味之厚薄，那么方能做到"药不执方"。

『原文』

今列而论之：

七方者：大、小、缓、急、奇、偶、复。

大方之说有二：一则病有兼证，而邪不专，不可以一二味治之，宜君一臣三佐九之类是也；二则治肾肝在下而远者，宜分两多，而顿服之是也。

小方之说有二：一则病无兼证，邪气专一，可以君一臣二小方之治也；二则治心肺在上而迫①者，宜分两微，而频频少服之，亦为小方之治也。

缓方之说有五：有甘以缓之为缓方者，为糖蜜、甘草之类，取其恋膈也；有丸以缓之为缓方者，盖丸之比汤散药力宣行迟故也；有品味群众之缓方者，盖药味众多，各不能骋其性也；有无毒治病之缓方者，盖药性无毒，则功自缓也；有气味俱薄之缓方者，药气味薄，则常补于上，比至其下，药力既已衰，为补上治上之法也。

急方之说有四：有急病急攻之急方者，如腹心暴痛，前后闭塞之类是也；有急风荡涤之用急方者，谓中风不省、口噤是也，取汤剂荡涤，取其易散而施功速者是也；有药有毒之急方者，如上涌下泄，夺其病之大势者是也；有气味厚之急方者，药之气味厚者，直趋于下而力不衰也，谓补下治下之法也。

奇方之说有二：有古之单行之奇方者，为独一物是也；有病近而宜用奇方者，为君一臣二，君二臣三，数合于阳也，故宜下不宜汗也。

偶方之说有二：有两味相配而为偶方者，盖两方相合者是也；有病远而宜用偶方者，君二臣四，君四臣六，数合于阴也，故宜汗不宜下也。

复方之说有二：有二三方相合之为复方者，如桂枝二越婢汤一之类是也；有分两匀同之复方者，如胃风汤各等分之类是也。又曰：重复之复，二三方相合而用也；反复之复，谓奇之不去则偶之是也。

十剂者：宣、通、补、泻、轻、重、涩、滑、燥、湿。

宣者，宣郁。郁而不散为壅，必宣剂以散之，如痞满不通之类是也。《本草》曰：宣可去壅，必宣剂以散之，如姜、橘之属。攻其里则宣者上也，泄者下也，涌剂则瓜蒂、栀豉之类是也，发汗通表亦同。

通：留而不行为滞，必通剂以行之，如水病、痰癖之类也。《本草》曰：通可去滞，通草、防己之属。攻其内②则通者行也。甘遂、滑石、茯苓、芫花、大戟、牵牛、木通之类是也。

补：不足为弱，必补剂以扶之，如气形羸弱之类是也。《本草》曰：补可去弱，人参、羊肉之属。攻其里则补养也。《经》所谓：言而微，终日乃复言者，此夺气也。故形不足，温之以气，精不足，补之以味。是以膏粱理疾，药石蠲疾，五谷五畜，能补善养也。

泻：有余为闭，必洩③剂以逐之，如腹胀、脾约之类是也。《本草》曰：洩可去闭，即葶苈、大黄之属。《经》谓：浊气在上，则生䐜④胀，故气不施化而郁闭不通。所以葶苈、大黄味苦大寒，专能洩热去湿下气。仲景曰：趺阳脉⑤浮而涩，浮则胃强，涩则小便数，浮涩相搏，大便难，其脾为约⑥。故约束津液不得四布，苦寒之剂，通寒润燥而能泄胃强也。

轻：实则气壅，欲其扬也。如汗不发而腠密，邪胜而中蕴，必轻剂以扬之。《本草》曰：轻可去实，麻黄、葛根之属。《经》所谓：邪在皮者，汗而发之，其实者，散而泄之。王注曰：阳实则发散。

重：怯则气浮，欲其镇也。如丧神守而惊悸。气上厥以颠疾⑦。必重剂以镇之。《本草》曰：重可去怯，即磁石、铁粉之属。《经》所谓：厥成为颠疾，故惊乃平之，所以镇涩也，故使其物体之重，则下涩而用之也。

涩：滑则气脱，欲其收敛也。如开肠洞泄，便溺遗失，必涩剂以收之。《本草》曰：涩可去脱，则牡蛎、龙骨之属，如宁神、宁圣散之类是也。

滑：涩则气着，欲其利也。如便难内闭，必滑剂以利之。《本草》曰：滑可去着，即冬葵、榆皮之属。滑能养窍，故润利也。

燥：湿气淫胜，肿满脾湿，必燥剂以除之。《本草》曰：燥可去湿，即桑白皮、赤小豆之属。所谓湿甚于上，以苦泄之，以淡渗之是也。

湿：津耗为枯，五脏痿弱，荣卫涸流，必湿剂以润之。《本草》曰：湿可去枯，即紫石英之属，故痿弱者用之。王注曰：心热盛则火独光。火炎上⑧，肾之脉常下⑨行，今火盛而上炎用事，故肾脉亦随火炎烁而逆上行也，阴气厥逆，火复内焰，阴上隔阳，下不守位，心气通脉，故生脉痿⑩。是故腕枢纽如折⑪，去而不相提挈，胫筋纵缓，而不能任用故也，可下数百行而愈。

『注释』

①迫：诸本同，疑作"近"。

②内：原作"环"，据医统本改。

③洩（xiè 泄）：唐代避讳字。唐太宗名世民，除了"世"改为"代"，从"世"之字亦改为从"曳"，故《黄帝内经太素》注文"飧泄"改作"飧洩"。

④膜：原作"腹"，据医统本改。

⑤趺（fū 夫）阳脉：又称冲阳脉。切脉部位之一，位在足背动脉搏动处，属足阳明胃经的经脉。

⑥其脾为约：指脾约。脾受约、被束之义。

⑦颠疾：指头首疾病。《灵枢·邪气脏腑病形》："涩甚为痦；微涩为血溢，维厥，耳鸣，颠疾。"

⑧火炎上：诸本同。《重广补注黄帝内经素问·痿论》作"火独光则内炎上"，可参。

⑨下：原作"不"，据医统本改。

⑩脉痿：病名。亦称心痿。由心热血气上逆，下部血脉空虚；或悲哀太甚，阳气内动，频发尿血，脉失濡养所致。症见四肢关节如折，不能举动，足胫软弱，不能站立。

⑪是故腕枢纽如折：医统本又作"肾气主足，故膝腕枢纽如折"。

『原文』

故此十剂七方者，乃太古先师，设绳墨而取曲直，何叔世①方士，出规矩以为方圆。王注曰：呜呼！人之死者，但曰命，不谓方士愚昧而杀之邪。是以物各有性，以谓物之性有尽也，制而用之，将使之无尽；物之用有穷也，变而通之，将使之无穷。夫惟性无尽，用无穷，故施于品剂，以佐使斯人，其功用亦不可一而足也。于是有因其性而为用者，有因其所胜为制者，有气同则相求者，有气相克则相制者，有气余而补不足者，有气相感则以意使者，有质同而性异者，有名异而实同者。故蛇之性窜而引药，蝉之性脱而退翳，虻饮血而用以治血，鼠善穿而用以治漏，所谓因其性而为用者如此。弩牙速产，以机发而不括也；杵糠下噎，以杵筑下也，谓因其用而为使者如此。萍不沉水，可以胜酒；独活不摇风，可以治其风，所谓因其所胜而为之用制也如此。麻，木谷而治风；豆，水谷而治水，所谓气相同则相求者如此。牛，土畜，乳可以止渴疾；豕②，水畜，心可以镇恍惚，所谓因其气相克则相制也如此。熊肉振羸，兔肝明视，所谓因其气有余，补不足也如此。鲤之治水，鹜之利水，所谓因其气相感，则以意使者如此。蜂蜜成于蜂，蜜温而蜂寒；油本生于麻，麻温而油寒，兹同质而异性也。蘼芜③生于芎䓖④，蓬蘽⑤生于覆盆，兹名异而实同者也。所以如此之类，不可胜举。故天地赋形，不离阴阳，形色自然，皆有法象。毛羽之类，生于阳而属于阴；鳞介之类，生于阴而属于阳⑥。空青法木，色青而主肝，丹砂法火，色赤而主心，云母法金，色白而主肺，磁石法水，色黑而主肾，黄石脂法土，色黄而主脾，故触类而长之，莫不有自然之理也。欲为医者，上知天文，下知地理，中知人事，三者俱明，然后可以愈人之疾病，不然，则如无目夜游，无足登涉，动致颠殒，而欲愈疾者，未知有也。故治病者，必明天地之理道，阴阳更胜之先后，人之寿夭生化之期，乃可以知人之形气矣。王注曰：不明天地之理，又昧阴阳之候，则以寿为夭，以夭为寿，虽尽上圣救生之道，心明经脉药石之妙，犹未免世中之诬斥也。明乎医者，幸详究焉。

『 注释 』

①叔世：衰乱的时代。《左传·昭公六年》："三辟之兴，皆叔世也。"孔颖达疏："政衰为叔世。"

②豕（shǐ 史）：象形字。甲骨文字形，象猪形，长吻，大腹，四蹄，有尾。本义：猪。

③蘼芜（mí wú 迷无）：又名蕲茝、薇芜、江蓠，据辞书解释，苗似芎䓖，叶似当归，香气似白芷，是一种香草。古人相信蘼芜可使妇人多子。

④芎䓖：味辛温。主中风入脑，头痛，寒痹，筋挛，缓急，金创，妇人血闭，无子。生川谷。

⑤蓬蘽：味酸平。主安五脏，益精气，长阴令坚，强志，倍力有子。久服轻身不老。一名覆盆。生平泽。陶弘景云："蓬蘽是根名，覆盆是实名。"

⑥毛羽之类……而属于阳：《淮南子》云："毛羽者，飞行之类也，故属于阳；介鳞者，蛰伏之类也，故属于阴。""物类相动，本标相应。"古人把动物分为五类，即羽虫（禽类）、毛虫（兽类）、介虫（昆虫类）、鳞虫（鱼类）、倮虫（人类），合称"五虫"。见《大戴礼记·易本命》。

『按语』

本文详细介绍七方十剂，引用各种本草著作及《内经》条文，并大量举例，做到有理有据。最后指出七方十剂，不过是先圣为后学方便而"设绳墨而取曲直""出规矩以为方圆"设立的一种方法、规则，而这种方法规则的本质，建立在"阴阳法象""相生相克"的基础之上，明白了自然的"阴阳法象""相生相克"，才能对七方十剂了然于胸，而了解"阴阳法象""相生相克"的规律，就必须要"上知天文，下知地理，中知人事，三者俱明"。

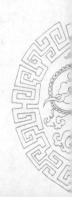

卷　中

中风论第十

『原文』

论曰：《经》云：风者百病之始，善行而数变。行者，动也。风本生于热，以热为本，以风为标，凡言风者，热也。叔和云：热则生风，冷生气。是以热则风动，宜以静胜其躁，是养血也。治须少汗，亦宜少下，多汗则虚其卫，多下则损其荣。汗下各得其宜，然后宜治在经。虽有汗下之戒，而有中脏、中腑之说。中腑者，宜汗之；中脏者，宜下之。此虽合汗下，亦不可过也。仲景曰：汗多则亡阳，下多则亡阴；亡阳则损其气，亡阴则损其形。《经》曰：血气①者，人之神，不可不谨养也。初谓表里不和，须汗下之，表里已和，是宜治之在经也。其中腑者，面加五色，有表证，脉浮而恶风、恶寒、拘急不仁，或中身之后，或中身之前，或中身之侧，皆曰中腑也，其治多易。中脏者，唇吻不收，舌不转而失音，鼻不闻香臭，耳聋而眼瞀，大小便秘结，皆曰中脏也，其治多难。《经》曰：六腑不和，流结为痈，五脏不和，九窍不通。若外无留结，内无不通，必知在经也。初证既定，宜以大药养之，当顺时令而调阴阳，安脏腑而和荣卫，察病机，审气宜，而少有不愈者。若风中腑者，先以加减续命汤，随证发其表；若忽中脏者，则大便多秘涩，宜以三化汤通其滞。表里证已定，别无他变，故以大药和治之。大抵中腑者，多着四肢；中脏者，多滞九窍，虽中腑者多兼中脏之证。至于舌强失音，久服大药，能自愈也。有中风湿者，夏月多有之，其证身重如山，不能转侧，宜服除湿去热之药治之，不可用针，可用灸。今具六经续命汤方，小续命汤通治八风②、五痹③、痿厥④等疾。以一岁为总，以六经为别，春夏加石膏、知母、黄芩，秋冬加桂、附、芍药，又于六经别药，随证细分加减。自古名医，不能越此。

凡觉中风，必先审六经之候，慎勿用大热药乌、附之类。故阳剂刚胜，积火⑤燎原，为消狂、疮肿之属，则天癸竭而荣卫⑥涸，是以中风有此诫。故《经》所谓：邪风之至，疾如风雨。《易》曰：挠万物者，莫疾乎风。若感之浅者留于肌肤，感之深者达于骨髓，盖祸患之机，藏于细微，非常人之豫见，及其至也，虽智者不能善其后。是以圣人之教下，皆谓之虚邪贼风，避之有时。故中风者，俱有先兆之证，凡人如觉大拇指及次指麻木不仁，或手足不用，或肌肉蠕动者，三年内必有大风⑦之至。《经》曰：肌肉蠕动，命曰微风⑧。宜先服八风散、愈风汤、天麻丸，各一料为效。故手大指、次指，手太阴、阳明经，风多着此经也，先服祛风涤热之剂，辛凉之药，治内外之邪。是以圣人治未病，不治已病。又曰：善治者治皮毛⑨，是止于萌芽也。故初成者获愈，固久者伐形，是治未病之先也。

中风之人，如小便不利，不可以药利之。既得自汗，则津液外亡，小便自少。若利之，使荣卫枯竭，无以制火，烦热愈甚。当候热退汗止，小便自行也。兼此证乃阳明，大忌利小便，须当识此。中风之人能食者，凡中风病多能食。盖甲己化土⑩，脾盛故能食，由是多食则脾气愈盛，土克制肾水，水亏则病增剧也。病宜广服药，不欲多食，病能自愈。中风多食者，风木也，盛则克脾，脾受敌，求助于食。《经》曰：实则梦与，虚则梦取。是也。当泻肝木，治风安脾，脾安则食少，是其效也。

中风之人，不宜用龙、麝、犀、珠⑪。譬之提铃巡于街，使盗者伏而不出，益使风邪入于骨髓，如油入面，莫能出也，此之类焉。若痰潮不省，昏愦⑫不知事，宜用药下其痰涎。故风者百病之长，庸可忽诸。

『注释』

①血气：原倒，据医统本乙转。

②八风：八方之风。《灵枢·九宫八风》："风从南方来，名大弱风；……风从西南方来，名曰谋风；……风从西方来，名曰刚风；……风从西北方来，名曰折风；……风从北方来，名曰大刚风；……风从东北方来，名曰凶风；……风从东方来，名婴儿风；……风从东南方来，名曰弱风。"

③五痹：五种痹证的总称。《素问·移精变气论》指骨痹、筋痹、脉痹、肌痹（或作"肉痹"）、皮痹。

④痿厥：病证名。痿病兼见气血厥逆，以足痿弱不收为主证。《灵枢·邪气脏腑病形》："脾脉……缓甚为痿厥。"《类经·刺四支病》："痿厥者必体废，张其四支而取之，故血气可令立快也。"

⑤火：原脱，据医统本补。

⑥卫：原脱，据医统本补。

⑦大风：感受风邪而发病较重。

⑧微风：语出《素问·调经论》。感受风邪而发病轻微者。临床表现为肌肉蠕动，无脏腑气血的见症。

⑨善治者治皮毛：出《素问·阴阳应象大论》《素问·八正神明论》。指应把

早期治疗视作应该遵循的基本治疗原则。

⑩甲己化土：运气术语。指逢甲己为土运。《素问·天元纪大论》："甲己之岁，土运统之。"

⑪珠：指珍珠。

⑫昏愦（kuì 溃）：神识昏乱，不明事理的症状。愦：闷，烦乱。

『 按语 』

关于中风的病因学说，唐宋以前多以"外风"学说为主，以"内虚邪中"立论，如《金匮要略》认为：络脉空虚，风邪乘虚入中。唐宋以后，特别是金元时期，突出以"内风"立论，可谓中风病因学说上的一大转折。刘河间力主"心火暴盛"；李东垣认为"正气自虚"；朱丹溪主张"湿痰生热"；王履从病因学角度归类提出"真中""类中"，其中有外邪侵袭而引发者称为真中，无外邪侵袭而发病者称为类中。张景岳又倡导"非风"之说，提出"内伤积损"的论点。刘氏立"心火暴盛"之论，大有开内风论先河之义。

『 原文 』

小续命汤

麻黄去节　人参　黄芩各一两　芍药　防己　桂枝　川芎各一两　防风一两半　附子半两　杏仁　甘草各一两

上除附子、杏仁外，捣为粗末，后入二味令匀。每服五七钱，水一盏半，生姜五片，煎至一盏。去滓，稍热服，食前。

凡中风，不审六经之加减，虽治之不能去其邪也。《内经》云：开则淅①然寒，闭则热而闷。知暴中风邪，宜先以加减续命汤，随证治之。

中风无汗恶寒，**麻黄续命**主之。

麻黄　防风　杏仁

依本方添加一倍。宜针太阳、至阴出血，昆仑举跷。

中风有汗恶风，**桂枝续命**主之。

桂枝　芍药　杏仁

依本方加一倍。宜针风府。

已上二证，皆太阳经中风也。

中风无汗身热，不恶寒，**白虎续命**主之。

石膏　知母一料中各加二两　甘草依本方加一倍

中风有汗身热，不恶风，**葛根续命**主之。

葛根二两　桂枝　黄芩依本方加一倍

宜针陷谷，刺厉兑。针陷谷者，去阳明之贼；刺厉兑者，泻阳明经之实也。已上二证，阳明经中风也。

中风无汗身凉，**附子续命**主之。

附子加一倍　干姜加一两　甘草加三两

宜刺隐白穴，去太阴之贼也。此一证太阴经中风也。

中风有汗无热，**桂枝续命**主之。

桂枝　附子　甘草依本方加一倍

宜针太溪。此证少阴经中风也。

中风六证混淆，系之于少阳、厥阴，或肢节挛痛，或麻木不仁，**宜羌活连翘续命**主之。

小续命八两　加羌活四两　连翘六两

古之续命，混淆无六证之别，今各分经治疗。又分经针刺法：厥阴之井大敦②，刺以通其经；少阳之经绝骨③，灸以引其热。是针灸同象法，治之大体也。

『注释』

①淅：疑当作"洒"。《素问·风论》："风者善行而数变，腠理开则洒然寒，闭则热而闷。"

②厥阴之井大敦：厥阴之井，厥阴经的井穴。井穴，五输穴之一。位于四肢末端。《灵枢·九针十二原》："所出为井。"意指此处脉气浅小，犹如泉水初出。《灵枢·顺气一日分为四时》："病在脏者，取之井。"《难经·六十八难》："井主心下满。"临床多用于发热、昏迷、胸中烦闷和急救。经络测定亦多用之。井穴又是十二经之"根"。大敦，足厥阴肝经的井穴。

③少阳之经绝骨：少阳之经，少阳经的经穴。分布于十二经脉和督、任二脉的循行路线上的穴位称为十四经穴，简称经穴，是腧穴的主体部分。绝骨，足少阳胆经的经穴。

『按语』

六经续命汤，乃刘完素专为中风而立，以小续命汤为基础方，针对六经中风病证，分而治之。观其方药，仍为"外风"而设，故知，完素非独以"心火暴盛"

而治，仍是取各家之所长，随证治之也。小续命汤出《备急千金要方》。

『原文』

中风外无六经之形证，内无便溺之阻格，知血弱不能养筋，故手足不能运动，舌强不能言语。宜养血而筋自荣，**大秦艽汤**主之。

秦艽三两　甘草二两　川芎二两　当归二两　白芍药①两　细辛半两　川羌活　防风　黄芩各一两　石膏二两　吴白芷一两　白术一两　生地黄一两　熟干地黄一两　白茯苓一两　川独活二两

上一十六味剉。每服一两，水煎，去滓，温服，无时。如遇天阴，加生姜煎；如心下痞，每两加枳实一钱同煎。

中风外有六经之形证，先以加减续命汤，随证治之。内有便溺之阻格，复以**三化汤**主之。

厚朴　大黄　枳实　羌活各等分

上剉如麻豆大。每服三两，水三升，煎至一升半，终日服之，以微利为度，无时。法曰：四肢不举，俗曰瘫痪。故《经》所谓：太过则令人四肢不举。又曰：土太过则敦阜。阜，高也。敦，厚也。既厚而又高，则令除去。此真所谓膏粱之疾，非肝肾经虚。何以明之？《经》所谓：三阳三阴发病，为偏枯痿易②，四肢不举。王注曰：三阴不足，则发偏枯；三阳有余，则痿易，易为变易常用而痿弱无力也。其治则泻，令气弱阳衰土平而愈，或三化汤调胃承气汤，选而用之，若脾虚则不用也。《经》所谓：土不及则卑陷。卑，下也。陷，坑也。故脾病四肢不用，四肢皆禀气于胃，而不能至经，必因于脾，乃不得禀受也，今脾不能与胃行其津液，四肢不得禀水谷气，日以衰，脉道不利，筋骨肌肉皆无气以生，故不用焉。其治可补，十全散加减四物，去邪留正。

愈风汤　中风证内邪已除，外邪已尽，当服此药，以行导诸经。久服大风悉去，纵有微邪，只从此药加减治之。然治病之法，不可失其通塞，或一气之微汗，或一旬之通利，如此为常治之法也。久则清浊自分，荣卫自和。如此初觉风动，服此不致倒仆。

羌活　甘草　防风　蔓荆子　川芎　细辛　枳壳　人参　麻黄　甘菊　薄荷　枸杞子　当归　知母　地骨皮　黄芪　独活　杜仲　吴白芷　秦艽　柴胡　半夏　前胡　厚朴　熟地黄　防己各二两　茯苓　黄芩各三③两　石膏四两　芍药三两　苍术　生地黄各四两　桂一两

已上三十三味，通七十四④两。

上剉。每服一两，水二盏，煎至一盏，去滓温服。如遇天阴，加生姜煎，空心一服，临卧再煎药滓服，俱要食远服。空心一服，噀⑤下二丹丸，为之重剂；临卧一服，噀下四白丹，为之轻剂。动以安神，静以清肺。假令一气之微汗，用愈风汤三两，麻黄一两，均作四服，一服加生姜五片，空心服，以粥投之，得微汗则佳；如一旬之通利，用愈风三两，大黄一两，亦均作四服，如前煎，临卧服，得利则妙。常服之药，不可失四时之转。如望春大寒之后，加半夏二两，通四两，柴胡二两，通四两，人参二两，通四两，谓迎而夺少阳之气也；初夏之月半，加石膏二两，通六两，黄芩二两，通五两，知母二两，通四两，谓迎而夺阳明之气也；季夏⑥之月，加防己二两，通四两，白术二两，茯苓二两，通五两，谓胜脾土之湿也；初秋大暑之后，加厚朴二两，通四两，藿香二两，桂一两，通二两，谓迎而夺太阴之气也；霜降后望冬，加附子一两，桂一两，通二两，当归二两，通四两，谓胜少阴之气也。得春减冬，四时类此。虽立法于四时之加减，更宜临病之际，审病之虚实热寒，土地之宜，邪气之多少。此药具七情、六欲、四气，无使五脏偏胜，及不动于荣卫。如风秘服之，则永不燥结；如久泻服之，则能自调。初觉风气，便能服此药，及新方中天麻丸各一料，相为表里，治未病之胜药也。及已病者，更宜常服，无问男子妇人，及小儿惊痫搐急慢惊风等病，服之神效。如解利四时伤风，随四时加减法，又疗脾肾虚，筋弱，语言难，精神昏愦。及治内弱风湿，内弱者，乃风热火先⑦，体重者，乃风湿土余。内弱之为病，或一臂肢体偏枯，或肥而半身不随，或恐而健忘，喜以多思，故思忘之道，皆情不足也，是以心乱则百病皆生，心静则万病悉去。故此能安心养神，调阴阳无偏胜及不动荣卫。

『注释』

①一：医统本作"二"，可参。

②痿易：谓痿弱无力。

③三：原作"二"，据医统本改。

④七十四两：原作"七十三两"，上药三十三味，合计应为七十四两，故改。

⑤噀（xùn 讯）：（含着液体）喷，喷水。有含服之意。

⑥季夏：中国古代历法，以正月、二月、三月为春季，分别称作孟春、仲春、季春；以四月、五月、六月为夏季，分别称作孟夏、仲夏、季夏；秋季、冬季以此类推。

⑦先：原作"光"，据医统本改。

『原文』

四白丹　能清肺气养魄。谓中风者，多昏冒①，气不清利也。

白术半两　白芷一两　白茯苓半两　白檀一钱半　人参半两　知母二钱　缩砂仁半两　羌活二钱半　薄荷三钱半　独活二钱半　防风　川芎各五钱　细辛二钱　甘草五钱　甜竹叶二两　香附子五钱，炒　龙脑半钱，另研　麝香一字，另研　牛黄半钱　藿香一钱半

上件二十味，计八两六钱三字。为细末，炼蜜为丸。每两作十丸，临卧嚼一丸，分五七次嚼之。上清肺气，下强骨髓。

二丹丸　治健忘。养神定志和血，内安心神，外华腠理。

丹参一两半　丹砂五钱，为衣　远志半两，去心　茯神一两　人参五钱　菖蒲五钱　熟地黄一两半　天门冬一两半，去心　麦门冬一两，去心　甘草一两

上为细末，炼蜜为丸，如桐子大。每服五十丸至一百丸，空心，食前。常服安神定志。一药清肺，一药安神。故清中清者归肺，以助天真；清中浊者，坚强骨髓。血中之清，荣养于神；血中之浊，华荣腠理。如素有痰，久病中风，津液涌溢在胸中，气所不利，用独圣散吐之，后用利气泻火之剂。本方在后。

泻青丸　治中风自汗昏冒，发热不恶寒，不能安卧。此是风热烦躁。

当归　龙胆　川芎　栀子　羌活　大黄　防风各等分

上为细末，炼蜜为丸，如弹子大。每服一丸，竹叶汤化下。

天麻丸　系新方中。

天麻六两，酒浸三日，曝干秤　牛膝六两，同上浸　杜仲七两，炒，去丝　萆薢六两，别碾为细末秤　玄参六两　当归十两　生地黄十六两　羌活十两　附子一两

上为细末，炼蜜为丸，如桐子大。常服五七十丸，病大至百丸。空心，食前，温酒或白汤下。平明②服药，至日高饥则止。服药大忌壅塞，失于通利，故服药半月，稍觉壅，微以七宣丸轻疏之，使药再为用也。牛膝、萆薢治筋骨，杜仲使筋骨相着，天麻、羌活和风之胜药，当归、地黄养血能和荣卫，玄参主用，附子佐之，行经也。

独圣散　治诸风膈实，诸痫痰涎津液涌溢。杂病亦然。

瓜蒂一两

上剉，如麻豆大，炒令黄色，为细末。每服量虚实久新，或三钱药末，茶一钱，酸齑③汁一盏调下。若用吐法，天气清明，阴晦无用。如病卒暴者，不拘于此法。吐时辰巳午④前。故《内经》曰：平旦⑤至日中⑥，天之阳，阳中之阳也。论四时之气，仲景曰：大法春宜吐。是天气在上，人气亦在上，一日之气，卯辰之寅

候⑦也，故宜早不宜夜也。先令病人隔夜不食，服药不吐，再用热齑水投之。如吐风痫病者，加全蝎半钱微炒；如有虫者，加狗油五七点，雄黄末一钱，甚者加芫花末半钱，立吐其虫；如湿肿满者，加赤小豆末一钱。故此不可常用，大要辨其虚实。实则瓜蒂散，虚则栀子豉汤，满加厚朴，不可一概用之。吐罢可服降火、利气、安神、定志之剂。

治风痫病不能愈者，从厚朴丸宜春秋加添外，又于每一料中加

人参　菖蒲　茯苓去木各一两半

上依厚朴丸春秋加添法，和剂服饵。厚朴丸方在吐论中。

防风通圣散

防风　川芎　当归　芍药　大黄　芒硝　连翘　薄荷　麻黄不去节，各半两石膏　桔梗　黄芩各一两　白术　山栀子　荆芥穗各二钱半　滑石三两　甘草二两

上为粗末。每服一两，生姜同煎，温服，日再服。劳汗当风，汗出为皶⑧，郁乃座⑨。劳汗出于玄府，脂液所凝，去芒硝，倍加芍药、当归，发散玄府之风，当调其荣卫。俗云风刺，或生瘾疹，或赤或白，倍加麻黄、盐、豉、葱白出其汗，麻黄去节，亦去芒硝，咸走血而内凝，故不能发。汗罢依前方中，加四物汤、黄连解毒，三药合而饮之，日二服。故《内经》曰：以苦发之。谓热在肌表连内也。小便淋闭，去麻黄，加滑石、连翘，煎药汤调木香末二钱七。麻黄主表，不主于里，故去之。腰胁痛、走注⑩疼痛者，加硝石、当归、甘草一服各二钱，调车前子末、海金砂末各一钱。《内经》曰：腰者肾之府。破伤风者，如在表则辛以散之，在里则苦以下之，兼散之，汗下后，通利血气，祛逐风邪，每一两内，加荆芥穗大黄各二钱，调全蝎末一钱，羌活末一钱。诸风潮搐⑪，小儿急慢惊风，大便结秘⑫，邪热暴甚，肠胃干燥，寝汗咬牙上窜睡语，筋转惊悸，肌肉蠕动，每一两，加大黄二钱，栀子二钱，调茯苓末二钱。如肌肉蠕动者，调羌活末一钱。故《经》曰：肌肉蠕动，命曰微风。风伤于肺，咳嗽喘急，每一两，加半夏、桔梗、紫菀各二钱。如打扑伤损，支节疼痛，腹中恶血不下，每一两加当归、大黄各三钱半，调没药、乳香末各二钱。解利四时伤寒，内外所伤，每一两内，加益元散一两，葱白十茎，盐豉一合，生姜半两，水一碗，同煎至五七沸，或煎一小碗，温冷服一半，以箸投之即吐，罢后服一半，稍热服，汗出立解。如饮酒中风，身热头痛如破者，加黄连须二钱，葱白十茎，依法立愈。慎勿用桂枝、麻黄汤解之。头旋脑热，鼻塞浊涕时下，每一两加薄荷、黄连各二钱半。《内经》曰：胆移热于脑，则辛頞⑬鼻渊。鼻渊者，浊涕下不已也。王注曰：胆液下澄则浊涕，下不已如水泉，故曰鼻渊也。此为足太阳脉与阳明脉俱盛也。如气逆者，调木香末一钱。

『注释』

①昏冒：昏迷不醒。

②平明：天刚亮的时候。

③齑（jī积）：古代亦写作"齐"。蔬菜加盐及姜、桂、鱼肉制的酱、酒、醋等腌制而成。全体称"菹"，细切称"齑"。即今之酱腌菜。

④巳午：原倒，据医统本乙转。

⑤平旦：又称黎明、早晨、日旦等。时是夜与日的交替之际（3时至5时）。

⑥日中：又名日正、中午等（11时至13时）。

⑦卯辰之寅候：医统本作"卯辰寅候"，可参。

⑧皶（zhā扎）：古同"齇"。鼻子上的红斑。

⑨座：《类经》十三卷第五注："座，小节也。"

⑩走注：病名。风邪游于皮肤骨髓，往来疼痛无定处之证。行痹的别称，俗称鬼箭风。

⑪潮搐：指发惊潮搐，病证名。出《儒门事亲》。指小儿三五岁或至十余岁，突然发生惊怖，目瞪喘急，涎如拽锯，不省人事，抽搐如潮发作。轻者为惊吊，重者为痫病。似即原发性癫痫。

⑫结秘：医统本作"秘结"。

⑬辛頞（è饿）：证名。指鼻之頞部内有辛酸感。出《素问·气厥论》："胆移热于脑，则辛頞鼻渊。"张景岳："頞，音遏，鼻梁。亦名下极，即山根也。"

『按语』

以上各方，乃完素治"内风"所常用各方。观其方，仍取各家所长。其中四白丹、二丹丸乃完素自创。二丹丸养神定志和血，内安心神，外华腠理，其治合乎完素"心火暴甚"之"内风"说。

疠风论第十一

『原文』

《内经》曰：疠风①者，有荣气热附，其气不清，故使其鼻柱坏而色败，皮肤疡溃。故先风寒客于脉而不去，名曰疠风。又曰：脉风成为疠，俗云癞病②也。故治法云：大风③骨节重，须眉堕，名曰大风，刺肌肉病故，汗出百日。王注曰：泄卫气之怫热④，刺骨髓汗出百日，泄荣气之怫热，凡二百日，须眉生而止针，怫热屏退，阴气内复，故多汗出须眉生也。先桦皮散，从少至多，服五七日后，灸承浆穴七壮，灸疮轻再灸，疮愈再灸，后服二圣散泄热祛血之风邪，戒房室三年。针灸药止。述类象形，此治肺风之法也。然非止肺藏有之，俗云鼻属肺，而病发于肺，端而言之不然。如此者，即鼻准⑤肿赤胀，但为疮之类，乃谓血随气化，既气不施化，则血聚矣，然血既聚，使肉腐烂而生虫也。谓厥阴主生五虫⑥，厥阴为风木，故木主生五虫，盖三焦相火热甚而制金，金衰故木来克侮。《经》曰：侮，胜也。宜泻火热、利气之剂，虫自不生也。法云：流水不腐，户枢不蠹⑦，此之类也。故此疾血热明矣，当以药缓疏泄之。煎《局方》内⑧升麻汤下钱氏内泻青丸，余各随经言之。故病风者，阳气先受上也。

桦皮散⑨　治肺脏风毒，遍身疮疥，及瘾疹瘙痒，搔之成疮。又治面风刺，及妇人粉刺。

桦皮四两，烧灰　荆芥穗二两　甘草半两，炙　杏仁二两，去皮尖，用水一碗于银器内熬去水一半已来，放令干　枳壳四两，去穰，用炭火烧欲灰于湿纸上，令冷

上件除杏仁外，余药为末。将杏仁别研令细，次用诸药合匀，瓷盒内放之。每服三钱，食后，温酒调下。

二圣散　治大风疠疾。

大黄半两　皂角刺三钱，烧灰

上将皂角刺一二斤，烧灰研细。煎大黄半两，汤调下二钱。早服桦皮散，中煎升麻汤下泻青丸，晚服二圣散。此数等之药，皆为缓疏泄血中之风热也。

七圣丸《局方》中、七宣丸《局方》中　皆治风壅邪热，润利大肠。中风、风痫、风疠，大便秘涩，皆可服之。此方《局方》中治法曰：虽诃子味苦涩，而能止脏腑。此利药中用诃子，令大黄、枳实缓缓而推陈，泄去邪气。若年老风秘涩者，乃津液内亡也，故不可用峻剂攻之。《内经》曰：年四十而气自半也，起居衰矣。年五十体重耳目不聪明矣。年六十阴痿⑩气大衰，九窍不利，下虚上实，涕泣出矣。故曰：知之则强，不知则老。举世皆言年老之人无热俱虚，岂不明年四十而阴气自半，故阴虚阳盛明矣，是以阴虚其下，阳甚其上，故上实下虚，此理明矣。

『注释』

①疠风：病名。麻风的一种类型。又名"癞病""大风""疠风""大风恶

疾""癞大风""大风癞""大麻风""麻风"。

②癞病：疠风别名。

③大风：疠风别名。

④怫（fú 伏）热：证名。指郁热。热郁于里，不得外泄之证。《素问·至真要大论》："少阴司天，热淫所胜，怫热至。"张志聪注："怫，郁也。盖少阴之火，发于阴中，故为怫热。"

⑤鼻准：人体解剖部位名称。系指鼻前下端隆起之顶部。又名准头、鼻尖、面王。

⑥五虫：古人把动物分为五类，即羽虫（禽类）、毛虫（兽类）、介虫（昆虫类）、鳞虫（鱼类）、倮虫（人类），合称"五虫"。本文指各种虫类。

⑦蠹（dù 度）：《说文》："蠹，木中虫。"

⑧内：其后原衍"外"字，据医统本删。

⑨桦皮散：出自《太平惠民和剂局方》卷八。

⑩阴痿：病证名。出《灵枢·经脉》。又称阳痿。

『按语』

刘氏以"述类象形"之理，将前人论治"疠风"经验看作"从肺论治"。从又发"疠风"论治之法，不独治"肺风"，亦有"厥阴血热"之证，究其因，乃"金衰木侮"之由，治之当"泻火、利气"，发展了"疠风"病机治法。

破伤风论第十二

『原文』

论曰：夫风者，百病之始也，清净则腠理闭拒，虽有大风苛毒①，而弗能为害也。故破伤风者，通于表里，分别阴阳，同伤寒证治。间阎②往往有不知者，只知有发表者，不知有攻里者、和解者，此汗、下、和三法也，亦同伤寒证。有在表者，有在里者，有半在表半在里者。在里宜下，在表宜发汗，在表里之间宜和解。然汗下亦不可过其法也，又不可妄意处治。各通其脏脉，免汗泄之非宜也。故破伤风者，从外至内甚于内者，则病也。因此卒暴伤损风袭之间，传播经络，至使寒热更作，身体反强，口噤不开，甚者邪气入脏，则分汗、下之治。诸疮不瘥，荣卫虚，肌肉不生，疮眼不合者，风邪亦能外入于疮，为破伤风之候。故诸疮不瘥时，举世皆言着灸为上，是谓熟疮③。而不知火热客毒逐经诸变，不可胜数。微则发热，甚则生风而搐，或角弓反张，口噤目斜，皆因疮郁结于荣卫，不得宣通而生。亦有破伤不灸而病此者，疮着白痂，疮口闭塞，气难通泄，故阳热易为郁结，而热甚则生风也。故表脉浮而无力，太阳也；脉长而有力者，阳明也；脉浮而弦小者，少阳也。太阳宜汗，阳明宜下，少阳宜和解，若明此三法，而治不中病者，未之有也。

羌活防风汤　治破伤风邪初传在表。

羌活　防风　川芎　藁本　当归　芍药　甘草各一两　地榆　华细辛各二两

上㕮咀，每服五钱，水一盏半，同煎至七分，去滓热服，不拘时候。量紧慢加减用之。热则加大黄二两，大便秘则加大黄一两，缓缓令过。

白术防风汤　若服前药之过，有自汗者，宜服此药。

白术一两　防风二两　黄芪一两

上㕮咀，每服五七钱，水一盏半，煎至一盏，去滓温服，不拘时候。脏腑和而有自汗，可用此药。破伤风脏腑秘，小便赤，自汗不止者，因用热药，汗出不休，故知无寒也，宜速下之。先用芎黄汤，三二服后，用大芎黄汤下之。

芎黄汤

川芎一两　黄芩六钱　甘草二钱

上㕮咀，每服五七钱，水一盏半，同煎至七分，去滓温服，不拘时候。三服即止，再用下药。

大芎黄汤

川芎一钱　羌活　黄芩　大黄各一两

上㕮咀，依前煎服，宜利④为度。

发表雄黄散

雄黄一钱　防风二钱　草乌一钱

上件为细末，每服一字，温酒调下。里和至愈可服，里不和不可服。

蜈蚣散

蜈蚣一对　鳔五钱　左蟠龙五钱，炒烟尽为度，野鸽粪是也

上件为细末，每服一钱，清酒调下。治法依前用，里和至愈可服，但有里证不可服。次当下之，用前蜈蚣散四钱，巴豆霜半钱，烧饭为丸，如绿豆大。每服一丸，渐加六七丸，清酒调蜈蚣散少许送下，宣利为度。内外风去，可常服羌活汤，缓缓而治，不拘时候服之。羌活汤者，治半在表半在里也。

羌活汤

羌活　菊花　麻黄　川芎　石膏　防风　前胡　黄芩　细辛　甘草　枳壳　白茯苓　蔓荆子已上各一两　薄荷半两　吴白芷半两

上㕮咀，每服五钱，水一盏半，入生姜五片，同煎至一盏。去滓，稍热服，不拘时候，日进二服。

防风汤　治破伤风同伤寒表证，未传入里，宜急服此药。

防风　羌活　独活　川芎各等分

上㕮咀，每服五钱，水一盏半，煎至七分，去滓温服。三二服后，宜调蜈蚣散，大效。

蜈蚣散

蜈蚣一对　鳔三钱

上为细末，用防风汤调下。如前药解表不已，觉转入里，当服左龙丸，渐渐看大便硬软，加巴豆霜服之。

左龙丸

左蟠龙五钱炒　白僵蚕五钱炒　鳔半两炒　雄黄一钱

上同为细末，烧饭为丸，如桐子大，每服十五丸，温酒下。如里证不已，当于左龙丸末一半内，入巴豆霜半钱，烧饼为丸，如桐子大，每服一丸，同左龙丸一处合服，每服药中加一丸，如此渐加服，至利为度。若利后更服后药，若搐痉不已，亦宜服后药羌活汤也。

羌活汤

羌活　独活　防风　地榆各一两

上㕮咀，每服五钱，水一盏半，煎至一盏，去滓温服。如有热加黄芩，有涎加半夏。若病日久，气血渐虚，邪气入胃，宜[5]养血为度。

养血当归地黄散

当归　地黄　芍药　川芎　藁本　防风　白芷各一两　细辛五钱

上㕮咀，依前煎服。

雄黄散　治表药。

天南星三钱　半夏五钱　天麻五钱　雄黄二钱半

上为细末，每服一钱，温酒调下。如有涎，于此药中加大黄为下药。

地榆防风散　治破伤风中风，半在表，半在里，头微汗，身无汗，不可发汗，宜表里治之。

地榆　防风　地丁香　马齿苋各等分

上件为细末，每服三钱，温米饮调下。

白术汤 治破伤风，大汗不止，筋挛搐搦。

白术 葛根各一两 升麻 黄芩各半两 芍药二两 甘草二钱半

上㕮咀，每服一两，水一盏半，煎至一盏，去滓温服，不拘时候。

江鳔丸 治破伤风，惊而发搐，脏腑秘涩，知病在里，可用江鳔丸下之。

江鳔剉，炒，半两 野鸽粪半两，炒 雄黄一钱 白僵蚕半两 蜈蚣一对 天麻一两

上件为细末，又将药末作三分。用二分，烧饭为丸，如桐子大，朱砂为衣。后一分入巴豆霜一钱同和，亦以烧饭为丸，如桐子大，不用朱砂衣。每服朱砂为衣丸二十丸，入巴豆霜者一丸，第二服二丸，加至利为度，再服朱砂为衣，药病愈止。

没药散 刀箭药，止血住痛。

定粉一两 风化灰一两 枯白矾三钱，另研 乳香半钱，另研 没药一字，另研

上件各研为细末，同和匀再研掺之。

『注释』

①大风苦毒：语出《素问·生气通天论》。大风，指风邪猛烈；苦毒，指毒气严重。均形容某些剧烈的病邪。

②闾阎（lú yán 吕严）：泛指平民百姓。闾，泛指门户，人家。中国古代以二十五家为闾。阎，指里巷的门。

③熟疮：《证治准绳·疡医》："疮口烙者，名曰熟疮，脓水常流下，不假按抑……"

④利：原作"和"，据医统本改。

⑤宜：原作"全"，据医统本改。

『按语』

刘氏医外感伤寒，善用表里双解之法，论治"破伤风"之证，尤以此法为主。他认为"破伤风者，通于表里，分别阴阳，同伤寒证治"。大改前人"只知有发表者，不知有攻里者、和解者"之定法。观其用方药，外者羌活防风，内者当归雄黄，正表里双解者也。

解利伤寒论第十三

『原文』

论曰：伤寒之法，先言表里，及有缓急。三阳表当急，里当缓；三阴表当缓，里当急。又曰：脉浮当汗，脉沉当下。脉浮汗急而下缓，谓三阳表也；脉沉下急而汗缓，谓三阴里也。麻黄汤谓之急，麻黄附子细辛汤谓之缓。《内经》云：有渍形[①]以为汗。为汗之缓，里之表也。又云：在皮者汗而发之。为汗之急，表之表也。急汗者太阳，缓汗者少阴，是脏腑之输应也。假令麻黄附子细辛汤，是少阴证，始得发热、脉沉、里和、无汗，故渍形以为汗；假令麻黄汤，是太阳证，头项痛、腰脊强、脉浮、无汗、里和是也，在皮者汗而发之也。《经》曰：治主以缓，治客以急。此之谓也。

麻黄汤

麻黄去节五钱　桂枝三钱　甘草二钱炙　杏仁去皮尖炒三[②]十个

上咬咀，都作一服，水煎，去滓温服。

假令得肝脉，其外证善洁、面青、善怒，其三部脉俱弦而浮，恶寒里和谓清便自调也，麻黄汤内加羌活、防风各三钱。谓肝主风，是胆经受病。大便秘，或泄下赤水无数，皆里不和也。

假令得心脉，其外证面赤、口干、善笑，其尺寸脉俱浮而洪，恶寒里和谓清便自调也，麻黄汤内加黄芩、石膏各三钱。谓主心热，是小肠受病也。

假令得脾脉，其外证面黄、善噫、善思、善味，尺寸脉俱浮而缓，里和恶寒，麻黄汤内加白术、防己各五钱。谓脾主湿，是胃经受病也。

假令得肺脉，其外证面白、善嚏、悲愁不乐、欲哭，其尺寸脉俱浮而涩，里和恶寒，麻黄汤内加桂枝、生姜各三钱。谓肺主燥，是大肠受病也。

假令得肾脉，其外证面黑、善恐，显其尺寸脉俱浮，而里和恶寒，麻黄汤加附子、生姜。谓肾主寒，是膀胱受病也。

已上各五证，皆表之表，谓在皮者急汗而发之也，皆腑受病。表之里者，下之当缓。谓随脏表证，外显尺寸脉俱浮，而复有里证，谓发热、饮水、便利赤涩，或泄下赤水，按之内实或痛，麻黄汤去麻黄、杏仁，与随脏元加药同煎，作五服，每下一证。初一服加大黄半钱，邪尽则止，未尽第二服加大黄一钱，邪未尽第三服加大黄一钱半，如邪未尽，又加之，邪尽则止。此谓先缓而后急，是表之里证，下之当缓也。

麻黄附子细辛汤

麻黄半两，去根节　细辛半两，去苗土　附子一钱一分半，炮裂，去皮脐上哎咀，都作一服，水煎去滓温服。

假令得肝脉，其内证满闭、淋溲③、便难、转筋④，其尺寸脉俱沉而弦，里和恶寒，肝经受病，麻黄附子细辛汤内加羌活、防风各三钱。

假令得心脉，其内证烦心、心痛，掌中热而哕⑤，其尺寸脉俱沉，里和恶寒，心经受病，加黄芩、石膏各三钱。

假令得脾脉，其内证腹胀满、食不消，怠惰、嗜卧，其尺寸脉俱沉，里和恶寒，脾经受病，加白术、防己各三钱。

假令得肺脉，其内证喘咳、洒淅寒热，其尺寸脉俱沉，里和恶寒，肺经受病，加生姜、桂各三钱。

假令得肾脉，其内证泄如下重，足胫寒而逆，其尺寸脉俱沉，里和恶寒，肾经受病，更加附子、生姜各三钱。

已上五证，里之表也，宜渍形以为汗，皆脏受病也。里之里者，下之当急。谓随脏内证，以显尺寸脉俱沉，复有里证者，谓大小便秘涩或泄下赤水，或泻无数，不能饮食，不恶风寒，发热引饮，其脉俱沉，或按之内实而痛。此谓里实，宜速下之，麻黄附子细辛内去⑥麻黄，与随脏元加药内，分作三服，每下一证。初一服加大黄三钱，邪尽则止，如邪未尽，再一服加大黄二钱，又未尽，第三服加大黄一钱。此先急而后缓，谓里之里也，当速下之也。

通解利伤寒，不问何经之受，皆能混然解之，谓不犯各经之受病，虽不解尽，亦无坏证。

羌活汤

羌活二两　防风一两　川芎一两　黄芩一两　细辛二钱半　甘草一两，炒　黑地黄一两，炒薄荷半两　白术二两，如用苍术加一两

上哎咀，每服五七钱，水二盏，煎至一盏，无时温服清。如觉发热引饮，加黄芩、甘草各一两，更随证加。头痛恶风，于白术汤一两内，加羌活散三钱，都作一服。

羌活散

羌活一两半　川芎七钱　细辛根二钱⑦半

如身热，依前加石膏汤四钱。

石膏汤

石膏二两　知母半两　白芷七钱

如腹中痛者，加芍药散三钱。

芍药散　芍药二两　桂五钱

如往来寒热而呕，加柴胡散二钱。

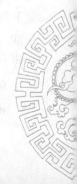

柴胡散

柴胡根一两　半夏五钱，洗

加生姜煎。如心下痞，加枳实一钱，如有里证，加大黄，初一服一钱，次二钱，又三钱，邪尽则止。

论曰：有汗不得服麻黄，无汗不得服桂枝。然春夏汗孔疏，虽有汗不当用桂枝，宜用黄芪汤和解。秋冬汗孔闭，虽无汗不当用麻黄，宜用川芎汤和解。春夏有汗，脉乃微而弱，恶风恶寒者，乃太阳证秋冬之脉也，亦宜黄芪汤，无汗亦宜川芎汤。秋冬有汗，脉盛而浮，发热身热者，乃阳明证春夏之脉也，亦宜黄芪汤，无汗亦宜川芎汤。大抵有汗者，皆可用黄芪汤，无汗者亦可用川芎汤。

黄芪汤　有汗则止也。

黄芪　白术　防风各等分

上咬咀，每服五七钱，至十余钱，或半两一两，水煎，温服清。汗多恶风甚者，加桂枝。

川芎汤　无汗则发也。

川芎　白术　羌活各等分

上咬咀，同黄芪汤，稍热服。恶寒甚则及脉大浮半加麻黄。法云：五脏之脉，寸关尺也。今止言尺寸阴阳也，如阳缓而阴急，表和而里病，阴缓而阳急，里和而表病也。

若伤寒食少发渴，只可和胃止渴，不可太凉药止之，然恐凉药止之，损着胃气，必不能食也。

和胃白术汤

白术　茯苓

起卧不能，谓之湿，身重是也。小柴胡汤、黄芩芍药汤。起卧不安，眠睡不稳，谓之烦，栀豉汤、竹叶石膏汤。解利四时伤寒，混解六经，不犯禁忌。

大白术汤

白术二两　防风一两　羌活一两　川芎一两　黄芩五钱　细辛三钱　白芷一两半　石膏二两　知母七钱　甘草五钱或一两　枳实去瓤，五钱

上为粗末，每服半两，水一盏半，煎至一盏，大温服清，未解更一服两服，药滓又作一服。春倍防风、羌活，夏倍黄芩、知母，季夏雨淫倍白术、白芷，秋加桂五钱，冬桂八钱或一两。立夏之后至立秋处暑之间伤寒者，身多微凉，微有白汗，四肢沉重，谓之湿温，又谓之湿淫，宜苍术石膏汤。

苍术石膏汤

苍术细剉，半两　石膏末三钱　知母剉，一钱半　甘草剉，一钱

上同和匀，都作一服，水两盏，煎至一盏，温服清。谓内有湿热也，多不欲饮水，如身热脉洪无汗多渴者，是热在上焦，积于胸中，宜桔梗散。

桔梗散

薄荷一钱　黄芩一钱　甘草一钱　桔梗半两　连翘二钱　山栀子仁一钱

上剉，每服五钱或七钱，秤半两水煎，加竹叶。如大便秘结，加大黄半钱。

『注释』

①渍形：指用汤液浸渍皮肤，或以汤液的蒸气熏渍皮肤以取汗。张志聪注："渍，浸也。古者用汤液浸渍取汗，以去其邪，此言有邪之在表也。"

②三：医统本作"二"。

③淋溲：证名。小便淋沥之证。出《素问·本病论》。

④转筋：证名。肢体筋脉牵掣拘挛，痛如扭转。出《灵枢·阴阳二十五人》。由阴血气血衰少，风冷外袭或血分有热所致。发于小腿肚，甚则牵连腹部拘急。

⑤哕（yuě）：呃逆之古称。《灵枢·杂病》："哕，以草刺鼻，嚏而已。"《证治准绳·杂病》："呃逆，即《内经》所谓哕也。"

⑥去：原脱，据医统本补。

⑦钱：原作"两"，据医统本改。

『按语』

本文简论伤寒，指出伤寒之法"先言表里，及有缓急"，从表里缓急入手，其所论方剂多出仲景方。完素对伤寒有独到的阐发，为后世伤寒的研究和发展做出了不可磨灭的贡献。尤其关于六经传变的论述，是对当时伤寒统为外感热病的巨大冲击；采用辛凉之法治疗外感病，结束了辛温法统治外感病的局面，补充了仲景之未备。其内容多载于《伤寒直格》。

热论第十四

『原文』

论曰：有表而热者，谓之表热也；无表而热者，谓之里热也；有暴发而为热者，乃表不宣通而致也；有服温药过剂而为热者；有恶寒战栗而热者。盖诸热之属者，心火之象也。王注曰：百端之起，皆自心生。是以上善若水①，下愚若火②。治法曰：小热之气，凉以和之；大热之气，寒以取之；甚热之气，则汗发之，发之不尽，则逆治之，制之不尽，求其属以衰。故曰：苦者以治五脏，五脏属阴而居于内；辛者以治六腑，六腑属阳而在外。故内者下之，外者发之，又宜养血益阴，其热自愈，此所谓不治而治也。故不治谓之常治，治而不治谓之暴治。《经》所谓：诸寒而热者取之阴，诸热而寒者取之阳，此所谓求其属也。王注曰：益火之源，以消阴翳；用水之主，以制阳光。此之谓也。

　　病有暴热者，病在心肺；有积热者，病在肾肝。暴热者宜《局方》中雄黄解毒丸，积热者《局方》中妙香丸。暴热上喘者，病在心肺，谓之高喘，木香金铃子散；上焦热而烦者，牛黄散；脏腑秘者，大黄牵牛散。上焦热无他证者，桔梗汤。有虚热不能食而热者，脾虚也，宜以厚朴、白术、陈皮之类治之；有实热能食而热者，胃实也，宜以栀子黄芩汤，或三黄丸之类治之，蔚金③、柴胡之类亦是也；有病久憔悴、发热盗汗，谓五脏齐损，此热劳骨蒸④病也。瘦弱虚烦，肠癖下血，皆蒸劳也，宜养血益阴，热能自退，当归生地黄或钱氏地黄丸是也。

　　木香金铃子散　治暴热，心肺上喘不已。

　　大黄半两　金铃子三钱　木香三钱　轻粉少许　朴硝二钱

　　上为细末，柳白皮汤调下三钱或四钱，食后服。以利为度，喘止即止。

　　牛黄散　治上焦热而烦，不能睡卧。

　　栀子半两　大黄半两　蔚金半两　甘草二钱半

　　上为细末，每服五钱，水煎，温服，食后。微利则已。

　　大黄牵牛散　治相火之气，游走脏腑，大便秘结。

　　大黄一两　牵牛头末五钱

　　上为细末，每服三钱。有厥冷，用酒调三钱；无厥冷而手足烦热者，蜜汤调下，食后，微利为度。此谓不时而热者，湿热也。

　　地黄丸　治久新憔悴，寝汗发热，五脏齐损，瘦虚弱烦，肠癖下血，骨蒸痿弱无力，不能运动。

　　熟地黄一两　山茱萸四钱　干山药四钱　牡丹皮　白茯苓　泽泻各三钱

　　上为细末，炼蜜为丸，桐子大，每服五十丸，空心温酒送下。

　　防风当归饮子　如烦渴皮肤索泽，食后煎服防风饮子，空心服地黄丸。

　　柴胡　人参　黄芩　甘草各一两　大黄　当归　芍药各半两　滑石三两

　　上为粗末，每服五钱，水一盏半，生姜三片，同煎至七分，去滓温服。如痰实咳嗽，加半夏；如大便黄、米谷完出⑤、惊悸、溺血、淋闭、咳血、衄血、自汗头痛、积热肺痿，后服大金花丸。

大金花丸

黄连　黄柏　黄芩　山栀子各一两

上为细末，滴水为丸，如小豆大。每服一百丸，温水下，日二三服。或大便实，加大黄；自利不用大黄；如中外有热者，此药作散㕮咀服名解毒汤；或腹满呕吐，欲作利者，每服半两解毒汤中加半夏、茯苓、厚朴各三钱，生姜三片；如白脓下痢后重者，加大黄三钱。

凉膈散　加减附于后

连翘　山栀子　大黄　薄荷叶各半两　黄芩半两　甘草一两半　朴硝二钱半

上件为粗末，每服半两，水一盏半，煎至一盏，去滓，入蜜一匙，微煎温服，食后。咽嗌不利，肿痛并涎嗽者，加桔梗一两，荆芥穗半两；咳而呕吐者，加半夏二钱半，生姜煎；鼻衄呕血者，加当归、芍药、生地黄各半两一料内；如淋闭⑥者，加滑石四两，茯苓一两。或闭而不通，脐下形如覆碗，痛闷⑦不可忍者，乃肠胃干涸，膻中气不下故。《经》文曰：膀胱者，州都之官，津液藏焉，气化则能出矣。故膻中者，臣使之官名，三焦相火，下合右肾，为气海也。王注曰：膀胱，津液之府，胞内居之，少腹处间毛内藏胞器。若得气海之气施化，则溲便注下；气海气之不及，则闷隐不通，故不得便利也。先用木香、沉香各三钱，酒调下，或八正散，甚则宜上涌之，令气通达，小便自通。《经》谓：病在下，上取之。王注曰：热攻于上，不利于下，气盛于上，则温辛以散之，苦以利之。

当归承气汤

当归　大黄各一两　甘草半两　芒硝九钱

上剉如麻豆大，每服二两，水一大碗，入生姜五片，枣十枚，同煎至半碗，去滓，热服。若阳狂，奔走骂詈不避亲疏，此阳有余阴不足，大黄、芒硝去胃中实，当归补血益阴，甘草缓中，加生姜、枣。胃属土，此引至于胃中也。《经》所谓：微者逆之，甚者从之。此之谓也。以大利为度，微缓以瓜蒂散加防风、藜芦，吐其病立愈。后调法，洗心散、凉膈散、解毒汤等药调治之。

治热入血室，发狂不认人。**牛黄膏**。

牛黄二钱半　朱砂三钱　脑子一钱　蔚金三钱　甘草一钱　牡丹皮三钱

上为细末，炼蜜为丸，如皂子大，新水化下。

治暴热者，《局方》中雄黄解毒丸。

治久热者，《局方》中妙香丸。

治虚劳骨蒸，烦热下血者，钱氏地黄丸。

治虚热不能食者，脾虚也，宜以厚朴、白术、陈皮之类治之。

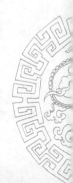

治实热能食者，胃实也，宜以栀子、黄芩、或三黄丸之类治之，蔚金、柴胡亦可。

治表热恶寒而渴，白虎汤也。

肤如火燎而热，以手取之不甚热，为肺热也，目白睛赤，烦燥或引饮，独黄芩一味主之，水煎。

两胁下肌热，脉浮弦者，柴胡饮子主之。

两胁肋热，或一身尽热者，或日晡肌热者，皆为血热也，四顺饮子主之。

夜发热，主行阴，乃血热也。四顺、桃仁承气选用。当视其腹痛、血刺痛，与有表入里，腹中转失气、燥结之异，昼则明了，夜则谵语。四顺饮子证，与桃仁承气相似，不可不辨也。发热虽无胁热亦为柴胡证，昼则行阳二十五度，气药也，大抵则柴胡，夜则行阴二十五度，血药也，大抵四顺饮子。

『注释』

①上善若水：语出《道德经》第八章："上善若水，水利万物而不争。"意思是说，最高境界的善行就像水的品性一样，泽被万物而不争名利。

②下愚若火：出刘完素《素问玄机原病式》。刘完素把老子的"上善若水"进一步发展为"下愚若火"。意思是说善于养生的人，其精神活动如水那样宁静安逸，不善养生的人则如火那样躁动不安。因此，养生必先养心，心主神，统摄五官，神情安定，神气内藏，才能使气血顺调，脏腑安泰；反之，神情躁动无度，则使神气消散，所谓耗气伤神折人寿命。

③蔚金：郁金别名，又名玉金、乙金、深黄、金母蜕。

④骨蒸：形容阴虚潮热的热气自里透发而出，故名。这种热型，每兼盗汗，是肺痨病的主症之一。有"骨蒸痨热"之称。"骨"表示深层之意；"蒸"是熏蒸之意。

⑤米谷完出：刘完素曰："不饮水而谷完出。名曰飧泄。"

⑥淋闭：病证名。又作淋閟、淋秘。出《素问·六元正纪大论》。小便滴沥涩痛谓之淋，小便急满不通谓之闭。

⑦閟（bì 闭）：《说文》："閟，闭门也。从门，必声。与闭略同。"《内经吴注》卷二十："小便不通为癃，大便不通为閟。"

『按语』

河间之学，以火热立论，对于火热病的治疗法则，主要从表证和里证两个方面来确定。认为表证固应汗解，但"怫热郁结"于表，绝非辛热药所宜，致表虽解而热不去。惟有用辛凉或甘寒以解表，则表解热除，斯为正治。表证已解，而里热郁结，汗出而热不退者，都可用下法。

内伤论第十五

『原文』

论曰：人之生也，由五谷之精，化五味之备，故能生形。《经》曰：味归形，若伤于味，亦能损形。今饮食反过其节，肠胃不能胜，气不及化，故伤焉。《经》曰：壮火[①]食气，气食少火，壮火散气，少火生气[②]。《痹论》[③]曰：饮食自倍，肠胃乃伤。或失四时之调养，故能为人之病也。《经》曰：气口紧而伤于食。心胸满而口无味，与气口同。气口者，乃脾之外候，故脾胃伤则气口紧盛。夫伤者，有多少，有轻重。如气口一盛，脉得六至，则伤于厥阴，乃伤之轻也，槟榔丸主之；气口二盛，脉得七至，则伤于少阴，乃伤之重也，煮黄丸、厚朴丸主之；气口三盛，脉得八至，则伤于太阴，䐜[④]塞闷乱，甚则心胃大痛，兀兀欲吐，得吐则已，俗呼食迷风[⑤]是也。《经》曰：上部有脉，下部无脉，其人当吐，不吐则死。宜吐之以瓜蒂散，如不能则无治也。《经》曰：高者因而越之，下者引而竭之。是也。

槟榔丸

槟榔二钱半　陈皮去白，一两　木香二钱半　牵牛头末半两

上为细末，醋糊为丸，如桐子大，每服十五丸，至二十丸，米饮下，生姜汤亦可。

煮黄丸

雄黄一两另研　巴豆五钱，生用，去皮研烂，入雄黄末

上二味再研，入白面二两同和再研匀，滴水为丸，如桐子大，每服时先煎浆水令沸，下药二十四丸，煮三十沸，捞入冷浆水中，沉水冷，一时下一丸一日二十四时。加至微利为度，用浸药水送下。此药治胁下痃癖[⑥]痛如神。

瓜蒂散

瓜蒂三钱　赤小豆三钱

上为细末，温水调一钱，以吐为度。如伤之太重，备急丸、独行丸，皆急药也。

金露丸　治天行时疾，内伤饮食，心下痞闷。

大黄二两　枳实炒，五钱　牵牛头末二两　桔梗二两

上同为细末，烧饼为丸，如桐子大，每服三五十丸，食后，温水下。如常服十丸二十丸甚妙。

治气不下降，食难消化，常服进食逐饮。

枳实丸

枳实麸炒，五钱　白术一两，剉

上为细末，烧饼为丸，如桐子大，每服五十丸，水⑦饮下。

治饮食不化，心腹膨闷，槟榔丸主之。

如甚则胁肋虚胀，煮黄丸主之。

治气不下降，饮食难消，金露丸主之。

『注释』

①壮火：阳气过盛形成的亢烈之火，能耗散人体正气。《素问·阴阳应象大论》："壮火之气衰。"张景岳注："阳和之火则生物，亢烈之火反害物，故火太过则气反衰。"

②少火生气：少火，指正常的阳气；气，指元气。少火有滋生元气、维持生命活动的作用。《素问·阴阳应象大论》："壮火散气，少火生气。"

③《痹论》：即《素问·痹论》。

④膜：原作"腻"，据医统本改。

⑤风：原作"国"，据医统本改。

⑥疝（xuán 玄）癖：病名。脐腹偏侧或胁肋部时有筋脉攻撑急痛的病症。见《外台秘要》卷十二。因气血不和，经络阻滞，食积寒凝所致。

⑦水：医统本作"米"，可参。

『按语』

本文论内伤，从其引《内经》"壮火食气，气食少火，壮火散气，少火生气"一句，可以看出，刘完素论内伤，亦未离开"火热"二字，同时紧紧抓住"胃气为本"的原则。观其用方多以脾胃气机为治，与李杲"脾胃内伤，百病由生"有异曲同工之妙。

诸疟论第十六

《经》曰：夏伤于暑，秋必病疟①。盖伤之浅者，近而暴发；伤之重者，远而痎疟②。痎者，久疟也。是知夏伤于暑，温③热闭藏，而不能发泄于外，邪气内行，至秋而发为疟也。初不知何经受之，随其动而取之。有中三阳者，有中三阴者。大抵经中邪气，其证各殊，同伤寒论之也。故《内经》曰：五脏皆有疟，其治各别。在太阳经者，谓之风疟④，治多汗之；在阳明经者，谓之热疟，治多下之；在少阳经者，谓风热疟，治多和之。此三阳受病，皆谓之暴疟，发在夏至后处暑前，此乃伤之浅者，近而暴也。在阴经则不分三经，总谓之温疟⑤，当从太阴经论之，其病发在处暑后冬至前，此乃伤之重者，远而为痎。痎者，老也，故谓之久疟，气居西方，宜毒药疗之。疟之为病，因内积暑热之气，不能宣泄于外，而为疟也。当盛夏之时，能食寒凉之物，而助阴气者，纵使有暑热之气，微者自消矣，更时复以药疏利脏腑，使邪气自下。《内经》曰：春食凉，夏食寒，秋食温，冬食热。是谓春夏养阳，秋冬养阴。人能于饮食起居之间，顺四时之气而行之，邪气何由得生也。

治疟病处暑前，头痛项强，脉浮，恶风⑥，有汗，**桂枝羌活汤**。

桂枝　羌活　防风　甘草炙，各半两

上为粗末，每服半两，水一盏半，煎至一盏，温服清，迎发而服之。如吐者，加半夏曲等分。

治疟病头痛项强，脉浮，恶风，无汗者，**麻黄羌活汤**。

麻黄去节　羌活　防风　甘草炙，各半两

同前服。如吐者，加半夏曲等分。

治法。疟如前证而夜发者。**麻黄桂枝汤**主之。

麻黄一两，去节　甘草炙，三钱　桃仁三十个，去皮尖　黄芩五钱　桂二钱

上五味，同为细末，依前服。桃仁味苦甘辛，肝者血之海，血聚则肝气燥。《经》所谓：肝苦急，急食甘以缓之。故桃仁散血缓肝，谓邪气深远而入血，故夜发，乃阴经有邪。此汤发散血中风寒之剂。

治疟病，身热目痛，热多寒少，脉长，睡卧不安。先以大柴胡汤下之，微利为度，如下过外微邪未尽者，宜服**白芷汤**，尽其邪。

白芷一两　知母一两七钱　石膏四两

上为粗末，同前服。

治疟无他证，隔日发，先寒后热，寒少热多，宜**桂枝石膏汤**。

桂枝五钱　石膏一两五钱　知母一两半　黄芩一两

上为粗末，分作三服，每服水一盏，同前煎服。间日者，邪气所舍深也。

治疟寒热大作，不论先后，皆太阳阳明合病也，谓之大争，寒作则必战动。《经》曰：热胜而动也，发热则必汗泄。《经》曰：汗出不愈，知为热也。阳盛阴虚之证，当内实外虚，不治必传入阴经也，**桂枝芍药汤**主之。

桂三钱　黄芪二两⑦　知母一两　石膏一两　芍药一两

上为粗末，每服五七钱，至半两，水煎如前药服之。寒热转大者，知太阳、阳明、少阳三阳合病也，宜用**桂枝黄芩汤**和之。

柴胡一两二钱　黄芩四钱半　人参四钱半　半夏四钱　甘草四钱半　石膏五钱　知母五钱　桂二钱

上为粗末，依前服之。服药已，如外邪已罢，内邪未已，再诠⑧下药。从卯至午时发者，宜以大柴胡汤下之；从午至酉时发者，知其邪气在血也，宜以桃仁承气汤主之。

前项下药，微利为度⑨。以小柴胡汤彻其微邪之气。立秋之后及处暑前发疟，渐瘦不能食者，谓之痎疟，此邪气深远而中阴经，为久疟也。

治久疟不能饮食，胸中郁郁如吐，欲吐不能吐者，宜吐则已，当以藜芦散⑩、雄黄散吐之。

藜芦散

大藜芦末半钱

温齑水调下，以吐为度。

雄黄散

雄黄　瓜蒂　赤小豆各一钱

上为细末，每服半钱，温⑪水调下，以吐为度。

治秋深久疟，胸⑫中无物，又无痰癖⑬，腹高而食少，俗谓疟气入腹，宜**苍术汤**主之。

苍术四两　草乌头一钱　杏仁三十个

上为粗末，都作一服，水三升，煎至一半，均作三服，一日服尽，迎发而服。

《局方》中七宣丸，治疟之圣药也。

《局方》中神效饮子，乃疟疾之圣药也，又名交结饮子。

『注释』

①疟（nüè）：《说文》："疟，寒热休作。"《释名·释疾病》："疟，酷虐

也。凡疾或寒或热耳，而此疾先寒后热两疾，似酷虐者也。"《素问·疟论》："疟者，风寒之气不常也。"

②痎（jiē 街）疟：疟疾的通称。亦指经年不愈的老疟。《说文》云："痎，二日一发之疟。"

③温：医统本又作"湿"。

④风疟：病名。其义有二：①夏季贪凉受风，复感疟邪，至秋而发。《素问·金匮真言论》："秋善病风疟。"②即温疟。《杂病源流犀烛·疟疾源流》："伤寒余热未尽，重感于寒而变疟，名曰温疟，亦名风疟。"

⑤温疟：医统本作"湿疟"。按《素问·疟论》"先伤于风，而后伤于寒，故先热而后寒也，亦以时作，名曰温疟"改。

⑥风：原作"寒"，据医统本改。

⑦二两：医统本为"黄芪、知母、石膏、芍药各一两"，可参。

⑧诠（quán 全）：《说文》："诠，具也。"

⑨度：原作"便"，据医统本改。

⑩散：原脱，据医统本补。

⑪温：医统本"温"后有"斋"字，可参。

⑫胸：医统本又作"胃"。

⑬痰癖：病名。即痰邪癖聚于胸胁之间所致病证。《诸病源候论·癖病诸候》："痰癖者，由饮水未散，在于胸府之间，因遇寒热之气相搏，沉滞而成痰也。痰又停聚，流移于胁肋之间，有时而痛，即谓之痰癖。"与此病相类者，另有饮癖，均属痼疾。

『按语』

刘氏治疟，论其因，从于《内经》"夏伤于暑"；其机"随其动而取之，有中三阳者，有中三阴者"；治法则"同伤寒论之"。其中，在太阳经汗之；在阳明经下之；在少阳经和之。在阴经则不分三经，从太阴经论之，宜毒药疗之。除此之外，他十分重视对疟病的预防，提出"人能于饮食起居之间，顺四时之气而行之，邪气何由得生也"。

吐论第十七

『原文』

论曰：吐有三，气、积、寒也，皆从三焦论之。上焦在胃口，上通于天气，主内[①]而不出；中焦在中脘[②]，上通天气，下通地气，主腐熟水谷；下焦在脐下，下通地气，主出而不纳。是故上焦吐者，皆从于气，气者，天之阳也，其脉浮而洪，其证食已暴吐，渴欲饮水，大便燥结，气上冲而胸发痛，其治当降气和中；中焦吐者，皆从于积，有阴有阳，食与气相假为积而痛，其脉浮而匿，其证或先痛而后吐，或先吐而后痛，治法当以毒药去其积，槟榔、木香行其气；下焦吐者，皆从于寒，地道也，其脉沉而迟，其证朝食暮吐，暮食朝吐，小便清利，大便秘而不通，治法当以毒药通其闭塞，温其寒气，大便渐通，复以中焦药和之，不令大便秘结而自愈也。

治上焦气热上冲，食已暴吐，脉浮而洪，宜先和中。**桔梗汤**。

桔梗一两半　半夏曲二两　陈皮去白，一两　枳实麸炒，一两　白茯苓去皮，一两　白术一两半　厚朴一两，姜制，炒香

上㕮咀，每服一两，水一盏，煎至七分，取清温服[③]。调木香散二钱，隔夜空腹，食前服之。三服之后，气渐下，吐渐止，然后去木香散，加芍药二两，黄芪一两半，每料中扣算，加上件分两，依前服之，病愈则已。如大便燥结，食不尽下，以大承气汤去硝微下之，少利为度，再服前药补之。如大便复结，又依前再微下。

木香散

木香　槟榔各等分

上为细末，前药调服。

治暴吐者，上焦气热所冲也。《经》曰：诸呕吐酸，暴注下迫，皆属于火。脉洪而浮者，**荆黄汤**主之。

荆芥穗一两　人参五钱　甘草二钱半　大黄三钱

上为粗末，都作一服，水二盏，煎至一盏，去滓调槟榔散二钱，空心服。

槟榔散

槟榔二钱　木香一钱半　轻粉少许

上为细末，用前药调服，如为丸亦可，用水浸蒸饼为丸，如小豆大，每服二三十丸。食后。

治上焦吐，头发痛有汗脉弦，**镇青丸**主之。

柴胡二两，去苗　黄芩七钱半　甘草半两　半夏汤洗，半两　青黛二钱半　人参半钱

上为细末，姜汁浸蒸饼为丸，如梧子大，每服五十丸，生姜汤下食后。

白术汤　治胃中虚损，及痰而吐者。

半夏曲半两　白术一钱　槟榔二钱半　木香一钱　甘草一钱　茯苓二钱

上六味，同为细末，每服二钱，煎生姜汤调下，食前。

吐而食，脉弦者，肝盛于脾，而吐乃由脾胃之虚，宜治风安脾之药。

金花丸

半夏汤洗一两　槟榔二钱　雄黄一钱半

上为细末，姜汁浸蒸饼为丸，如桐子大。小儿另丸，生姜汤下，从少至多，渐次服之。以吐为度。羁绊于脾，故饮食自下。

治中焦吐食，由食积与寒气相假，故吐而痛，宜服**紫沉丸**。

半夏曲三钱　乌梅去核，一钱　代赭石三钱　杏仁去皮尖，一钱　缩砂仁三钱　丁香二钱　沉香一钱　槟榔二钱　木香一钱　陈皮五钱　白豆蔻半钱　白术一钱　巴豆霜半钱，另研

上为细末，入巴豆霜令匀，醋糊为丸，如黍米大，每服五十丸，食后生姜汤下，吐愈则止。小儿另丸。

治小儿食积吐食。亦大妙。

一法，治翻胃④吐食。用橘皮一个，浸少时去白，裹生姜一块，面裹纸封，烧令熟去面，外生姜为三番，并橘皮煎汤⑤，下紫沉丸一百丸，一日二服，得大便通至不吐则止。此主寒、积、气皆可治。

呕吐腹中痛者，是无积也。胃强而干呕，有声无物，脾强而吐食，持实击强，是以腹中痛，当以**木香白术散**和之。

木香一钱　白术半两　半夏曲一两　槟榔二钱　茯苓半两　甘草四钱

上为细末，浓煎芍药生姜汤，调下一二钱。有积而痛，手按之愈痛；无积者，按之不痛。

治下焦吐食，朝食暮吐，暮食朝吐，大便不通，宜**附子丸**。

附子炮，五钱　巴豆霜一钱　砒半钱，研细

上同研极细，熔黄蜡为丸，如桐子大，每服一二丸，冷水送下，利则为度。后更服紫沉丸，常服不令再闭。

厚朴丸　主反胃吐逆，饮食噎塞，气上冲心，腹中诸疾，加法在后。

厚朴二两半　黄连二两半　紫菀去土苗　吴茱萸汤洗七次　菖蒲　柴胡去苗　桔梗　皂角去皮、弦、子，炙　茯苓去皮　官桂刮　干姜炮，已上各二两　人参二两　巴豆

霜一两　蜀椒去目闭口者，微炒出汗，二两　川乌头炮裂，去皮脐，二两半，减半更妙

上为细末，入巴豆霜匀，炼蜜和丸，为剂旋丸，桐子大，每服三丸，渐次加，至以利为度，生姜汤下，食后临卧。此药治疗，与《局方》温白丸同，及治处暑以后秋冬间，脏腑下利大效。春夏再加黄连二两，秋冬再加厚朴二两，计四两。

治风痫病不能愈者，从厚朴丸。依春秋加添外，又于每料中，加人参、菖蒲、茯苓去皮各一两半。

上依前法和剂服饵。治反胃，又大便不通者，是肠胜胃也，服《局方》中半硫丸一二百丸，如大便秘，用后药。

附子半两　巴豆二枚　砒一豆许

上为极细末，生姜糊为丸，如绿豆大，每服一丸，白汤下。

『注释』

①内（nà 纳）：《说文》："内，入也。自外而入也。"

②脘（wǎn 晚）：《正字通·肉部》："胃之受水谷者曰脘。"

③服：原脱，据医统本补。

④翻胃：其义有二：一即反胃。亦称胃反。见《肘后备急方》卷四。二指大便溏利，每食必吐之膈症。《医宗己任编·膈症》："大便甚利且溏，每食必吐，是名翻胃。"王太仆云：食入反出，是无火也，八味丸主之。此验症全在大便，如一干结，便非无火。一味滋润如前法。"

⑤煎汤：此二字原脱，据医统本补。

『按语』

刘氏治"吐"之法，非独从中焦胃论治，而从"气、积、寒"立论。气者，上焦为病，治之以降气和中；积者，中焦为病，治之以去积行气；寒者，下焦为病，治之以通闭温气。

霍乱论第十八

『原文』

论曰：医之用药，如将帅之用兵。《本草》①曰：良医不能以无药愈疾，犹良

将无兵不足以胜敌也。故用药如用兵。转筋霍乱②者，治法同用兵之急不可缓也。故吐泻不止者，其本在于中焦，或因渴大饮，或饮而过量，或饥而饱甚，或湿内甚，故阴阳交而不和③，是为吐泻。仲景曰：邪在上焦则吐，邪在下焦则泻，邪在中焦，则既吐且泻④。此为急病也。然吐利为急，十死其一二，如挥霍撩乱，而不得吐泻，此名干霍乱⑤，必死。法曰：既有其入，必有所出。今有其入，而不得其出者，否也，塞也。故转筋吐泻者，其气有三：一曰火，二曰风，三曰湿。吐为暍，热也。王注曰：炎热薄烁，心之气也。火能炎上，故吐也。泻为湿也。叔和云：湿多成五泄⑥。《内经》曰：湿胜则濡泻⑦。又《经》曰：风胜则动。筋属肝而应于风木，故脚转筋燥急也。《内经》曰：诸转反戾，水液浑浊，皆属于热。故仲景治法曰：热多欲饮水，五苓散；寒多不饮水者，理中丸。凡觉此证，或先五苓、益元、桂苓甘露散，乃吐泻之圣药也。慎无与粟⑧米粥汤，谷入于胃则必死。《本草》曰：粟米味⑨咸，微⑩寒无毒，主养肾气，去脾胃中热，益气。霍乱者，脾胃极损，不能传化，加以粟米，如人欲毙，更以利刀锯其首，岂有能生者邪！如吐泻多时，欲住之后，宜微以粥饮，渐以养之，以迟为妙。

治霍乱转筋，吐泻不止，**半夏汤**。

半夏曲　茯苓　白术各半两　淡桂一⑪钱半　甘草炙，二钱半

上为细末，渴者凉水调下，不渴者温水调下，不计时候。

五苓散

白术　茯苓　木猪苓各一两半　泽泻二两半　桂一两

上为细末，冷水调下，或水煎三沸，冷服亦得。

理中丸

白术　人参　干姜　甘草各等分

上为细末，炼蜜为丸，弹子大，每服一丸，冷水化下。

如吐泻不止，身出冷汗无脉者，可服。后泻利论中浆水散，兼桂枝汤、白术汤，皆可用。后痢门中药亦可选用。

凡霍乱不可饮热白米汤，饮之死不救。

『注释』

①《本草》："良医……"一句，出宋《重修政和经史证类备用本草》。

②转筋霍乱：病名。又称霍乱转筋。指因霍乱吐利而筋脉挛急者。多由大吐大泻，津液暴失，耗伤气血，筋脉失养，或复感风冷所致。

③阴阳交而不和：指中焦脾胃升清降浊的功能出现紊乱，导致清气不升，浊

气不降，清浊之气混杂。因清气属阳，浊气属阴，故曰阴阳交。

④泻：原作"利"，据医统本改。

⑤干霍乱：病名。突然腹中绞痛，吐泻不得。俗称搅肠痧、斑痧、乌痧胀。多因冷气搏于肠胃，或邪恶污秽之气郁于胸腹，闭塞经隧，气滞血凝，中气拂乱所致。

⑥五泄：五种泄泻的总称。《黄帝素问宣明论方》卷十："五泄有溏泄、鹜泄、飧泄、濡泄、滑泄。"

⑦濡泻：病名。《素问·阴阳应象大论》："湿胜则濡泻。"又称濡泄、湿泄、洞泄。指湿盛伤脾的泄泻。

⑧粟（sù 素）：一年生草本植物，子实为圆形或椭圆小粒。北方通称"谷子"，去皮后称"小米"。古代泛称谷类。

⑨味：原脱，据医统本补。

⑩微：原作"味"，据医统本改。

⑪一：医统本作"二"，可参。

『按语』

本文论霍乱之证，认为"火、风、湿"为霍乱之由。霍乱者，吐、泄、转筋为其主症，而火能炎上，故吐也。泻为湿也。风胜则动，故脚转筋燥急。刘氏虽于病因病机有所阐发，但治法方药仍尊仲景。以五苓散、理中丸治之。此外，他着重指出，霍乱慎用养胃气之法，因其证脾胃极损，不能传化，妄加以米汤浆水，"如人欲毙，更以利刀锯其首"。补养应在"欲住之后""以迟为妙"。

泻论第十九

『原文』

论曰：脏腑泻痢，其证多种，大抵从风、湿、热论。是知寒少而热多，寒则不能久也。故曰暴泻非阳，久泻非阴。论曰：春宜缓形①，形缓动则肝木乃荣，反静密②则是行秋令。金能制木，风气内藏。夏至则火盛而金去，独火木旺，而脾土损矣。轻则飧泄、身热、脉洪，谷不能化；重则下痢脓血稠黏，皆属于火。《经》曰：溲而便脓血。知气行而血止也，宜大黄汤下之，是为重剂。黄芩芍药汤为之轻剂。是实则泻其子，木能自虚而脾土实矣。故《经》曰：春伤于风，夏必飧泄。此逆四时之气，人所自为也。有自太阴脾经受湿而为水泄，虚滑③微满身重，不知谷味。假令春，宜益黄散补之，夏宜泻之。法云：宜补、宜泻、宜和、宜止。假令和则芍药汤是也，止则诃子汤是也。久则防变而为脓血也。脾经传肾，谓之贼邪，故难愈。若先痢而后滑，谓之微邪，故易瘥。此皆脾土受湿，天行为也④，虽圣智不能逃。口食味，鼻食气，从鼻而入，留积于脾而为水泻。有厥阴经动，下痢不止，其脉沉而迟，手足厥逆，涕唾脓血，此难治，宜麻黄汤、小续命汗之。法曰：谓有表邪缩于内，当散表邪而愈。有暴下无声，身冷自汗，小便清利，大便不禁，气难布息，脉微呕吐，急以重药⑤温之，浆水散是也。故法云：后重则宜下，腹痛则宜和，身重则除湿，脉弦则去风；血脓稠粘，以重药竭之；身冷自汗，以毒药⑥温之；风邪内缩，宜汗之则愈；鹜溏为痢，当温之。又云：在表者发之，在里者下之，在上者涌之，在下者竭之，身表热者内疏之，小便涩者分利之。又曰：盛者和之，去者送之，过者止之。《兵法》云：避其来锐，击其惰归。此之谓也。

『注释』

①缓形：舒缓形体。

②静密：安静。密，静。

③虚滑：指脾虚滑泻。

④天行为也：与上文"人所自为也"相对而言。形缓动，反静密是人不知将养，故言人自为；而感受湿邪乃天之六淫，故曰天行为。

⑤重药：指大剂量的药物。

⑥毒药：指附子、乌头等有毒的温里散寒之品。

『原文』

凡病泄而恶风寒，是太阴传少阴，是土来克水也。用除湿白术、茯苓安脾，芍药、桂、黄连破血也。火邪不能胜水也。太阴经不能传少阴，而反火邪上乘肺经，而痢必白脓也，加黄连、当归之类。又里急后重，脉大而洪实，为里热而甚蔽，是有物结坠也。若脉浮大甚，不宜下，虽里急后重，而脉沉细弱者，谓寒邪在内而气散也，可温养而自愈。里急后重闭者，大肠经气不宣通也，宜加槟榔、木香宣通其气。如痢或泄而呕者，胃中气不和也，上焦不和，治以生姜、橘皮；

中焦不和，治以芍药、当归、桂、茯苓；下焦不和，寒治以轻热，甚以重热药。大便虚秘。涩久不愈。恐太阴传少阴。多传变为痢。太阴传少阴是为贼邪。先以枳实厚朴汤，以防其变。若四肢懒倦，小便少或不利，大便走，沉困，饮食减，宜调胃去湿。白术、芍药、茯苓三味，水煎服。以白术之甘，能入胃而除脾胃之湿；芍药之酸涩，除胃中之湿热，四肢困，茯苓之淡泄，能通水道走湿。此三味，泄痢须用此。如发热恶寒，腹不痛，加黄芩为主。如未见脓而恶寒，乃太阴欲传少阴也，加黄连为主，桂枝佐之。如腹痛甚者，加当归，倍芍药。如见血，加黄连为主，桂、当归佐之。如躁烦，或先便白脓后血，或发热，或恶寒，非黄芩不止，上部血也。

如恶寒脉沉，或腰痛①，或血痢②下痛，非黄连不能止，此中部血也。

如恶寒脉沉，先血后便，非地榆不能除，此下部邪也，血也。

如便脓血相杂，而脉浮大，慎不可以大黄下之，下之必死，谓气下竭也，而阳无所收也。凡阴阳不和，惟可以分阴阳药治之。又云：暴泄非阴，久泄非阳。大便完谷下，有寒有热者，脉疾身多动，音声响亮，暴注下迫，此阳也。寒者脉沉而细疾，身不动作，目睛不可了了，饮食不下，鼻准③气息者，姜附汤主之。若身重四肢不举，术附汤主之。

治泄痢腹痛，或后重身热，久而不愈，脉洪疾者，及下痢脓血稠粘，**黄芩芍药汤**。

黄芩　芍药各一两　甘草五钱

上为粗末，每服半两，水一盏半，煎至一盏，温服清，无时。如痛则加桂少许。

治泄痢久不愈，脓血稠黏，里急后重，日夜无度，久不愈者，用**大黄汤**。

大黄一两　上为细剉，好酒二大盏，同浸半日许，再同煎至一盏半，去大黄不用，将酒分为一④服，顿服之。痢止一服，如未止再服，以利为度。服芍药汤和之，痢止再服黄芩芍药汤和之，以彻其毒也。

芍药汤　下血调气。《经》曰：溲而便脓血⑤。气行而血止，行血则便脓自愈，调气则后重自除。

芍药一两　当归半两　黄连半两　槟榔二钱　木香二钱　甘草二钱炒　大黄三钱　黄芩半两　官桂二钱半

上㕮咀，每服半两，水二盏，煎至一盏，食后温服清。如血痢则渐加大黄，如汗后脏毒⑥，加黄柏半两，依前服。

白术黄芪汤　服前药，痢虽已除，犹宜此药和之。

白术一两　黄芪七钱　甘草三钱

上㕮咀，匀作三服，水一盏半煎至一盏，去滓，温服清。

治泄痢、飧泄，身热脉弦，腹痛而渴，及头痛微汗，宜**防风芍药汤**。

防风　芍药　黄芩各一两

上㕮咀，每服半两，或一两，水三盏，煎至一盏，温服清。

治太阴脾经受湿，水泄注下，体微重微满，困弱无力，不欲饮食，暴泄无数，水谷不化，先宜白术芍药汤和之。身重暴下，是大势来，亦宜和之。

白术芍药汤

白术一两　芍药一两　甘草五钱

上剉，每服一两，水二盏，煎至一盏，温服清。

如痛甚者，宜**苍术芍药汤**。

苍术二两　芍药一两　黄芩半两

上剉，每服一两，加淡味桂半钱，水一盏半，煎至一盏，温服清。

如脉弦头微痛者，宜**苍术防风汤**。

苍术　防风各二两　上使

上剉，同前煎服。

如下血者。宜**苍术地榆汤**。

苍术二两　地榆一两　下使

上剉，同前煎服。

已上证，如心下痞⑦，每服各加枳实一钱；如小便不利，每服各加茯苓二钱；如腹痛渐已，泻下微少，宜诃子散止之。法云：大势已去，而宜止之。

诃子散

诃子一两，半生半熟　木香半两　黄连三钱　甘草三钱

上为细末，每服三⑧钱，以白术芍药汤调下。如止之不已，宜归而送之也，诃子散加厚朴一两，竭其邪气也。虚滑久不愈者，多传变为痢疾，太阴传待⑨少阴，是为鬼邪，先以厚朴枳实汤，防其传变。

厚朴枳实汤

厚朴一两，剉　枳实一两，剉　诃子一两，半生半熟　木香半两　黄连二钱　甘草三钱，炙　大黄三钱

上为细末，每服三五钱，水一盏半，煎至一盏，去滓温服。

治暴泄如水，周身汗出，一身尽冷，脉微而弱，气少而不能语，其甚者加吐，此谓急病，宜治之以**浆水散**。

半夏汤洗，二两　附子半两，炮　干姜五钱　良姜二钱半　桂五钱　甘草五钱，炙

上为细末，每服三五钱，浆水二盏，煎至一盏，和滓热服，甚者三四服，微

者三服。大肠经动下痢为鹜溏，大肠不能禁固，卒然而下，成小泊光色，其中或有硬物，欲起而又下，欲了而不了，小便多清，此寒也，宜温之，春夏桂枝汤⑩，秋冬白术汤。

桂枝汤

桂　白术　芍药各半两　甘草二钱，炙

上剉，每服半两，水一盏，煎至七分，去滓温服清。

白术汤

白术　芍药各三钱　干姜半两，炒　甘草二钱，炙

上剉为粗末，如前服之，甚则去干姜，加附子三钱，辛能发也。

治厥阴动为泻痢者，寸脉沉而迟，手足厥逆，下部脉不至，咽喉不利，或涕唾脓血，泻痢不止者，为难治，宜升麻汤或小续命汤以发之。法云：谓表邪缩于内，故下痢不止。当散表邪于四肢，布于络脉，外无其邪，则脏腑自安矣。

治水积入胃，名曰溢饮滑泄⑪，渴能饮水，水下复泻而又渴，此无药证，当灸大椎。

诸泻痢久不止，或暴下者，皆太阴受病，故不可离于芍药。若不受湿，不能下痢，故须用白术。是以圣人立法，若四时下痢，于芍药、白术内，春加防风，夏加黄芩，秋加厚朴，冬加桂附。然更详外证寒热处之，如里急后重，须加大黄；如身困倦，须加白术；如通身自汗，逆冷，气息微，加桂附以温之；如或后重脓血稠粘，虽在盛冬，于温药内亦加大黄。

诸下痢之后，小便利而腹中虚痛不可忍者，此谓阴阳交错，不和之甚也，当服**神效越桃散**。

大栀子三钱　高良姜三钱

上和匀，每服三钱，米饮或酒调下，其痛立效。

治大便后下血，腹中不痛，谓之湿毒下血，宜服**黄连汤**。

黄连去须　当归各半两　甘草二钱，炙

上㕮咀，每服五钱，水一盏，煎至七分，食后温服。

治大便后下血，腹中痛者，谓热毒下血，当服**芍药黄连汤**。

芍药　当归　黄连各半两　大黄一钱　桂淡味，半钱　甘草一钱，炙

上㕮咀，每服半两同前煎服，如痛甚者，调木香、槟榔末一钱服之。

治久病肠风⑫，痛痒不任，大便下血，**地榆汤**。

苍术去皮，四两　地榆二两

上㕮咀，每服一两，水一盏，煎至七分，食前多服除根。

治湿泻**茯苓汤**。

白术一两　茯苓去皮七钱半

上㕮咀，水煎一两，食前服。食入而泻，谓胃中有宿谷也，枳实五钱。酒入而泻，湿[13]热泻也，加黄芩五钱。

治寒积痢，男子、小儿、妇人皆不同[14]。赤白或清痢如水，不后重者，寒也。《经》云：澄彻清冷，皆属于寒。此为虚寒，中有积也，宜附子、巴豆之类下之，见痢则愈，空心服。

治泻痢久脏腑不止，虚滑，谷不化，用**苍术汤**下桃花丸。

苍术二两　防风二[15]两

上剉细，水用一碗，煎至一大盏，绞清汁下桃花丸八十丸立愈。如小便涩少，以五苓散下桃花丸 或赤石脂丸，小便利则愈矣。

大阳为胁热痢，凉膈散主之。

阳明为瘤瘕，进退大承气汤主之，《珍珠囊》[16]中有。

少阳风气自动，其脉弦，大柴胡汤主之。

太阴湿胜濡泻，不可利而可温，四逆汤主之。

少阴蛰封，不动禁固，可涩，赤石脂丸、干姜汤主之。

厥阴风泄，以风治风，小续命汤、消风散主之。

治下痢脓血，里急后重，日夜无度，**导气汤**。

芍药一两　当归五钱　大黄　黄芩各一钱半　黄连　木香各一钱　槟榔一钱

上为末，每服三五钱，水一盏，煎至七分，去滓温服清，如未止再服，不后重则止。

『注释』

①腰痛：腰病前原衍"白"字，据医统本删。

②痢：原作"脐"，据医统本改。

③鼻准：系指鼻前下端隆起之顶部。又名准头、鼻尖、面王。《东医宝鉴》卷一："山根之下曰鼻准。"也即现代解剖学所谓鼻尖。

④一：医统本又作"二"。

⑤血：原脱，据医统本补。

⑥脏毒：病名。《三因极一病证方论》卷十五："肠风脏毒，自属滞下门。脏毒，即是脏中积毒。"

⑦心下痞：指心下痞满，证名。胸脘部痞塞胀满的证候。见《脾胃论》卷下。多由气滞郁结所致，治用木香化滞汤、散滞气汤等。

⑧三：医统本作"二"，可参。

⑨待：医统本无，疑衍。

⑩汤：原脱，据医统本补。

⑪溢饮滑泄：水饮渍于胃而致之滑泄。

⑫肠风：《素问·风论》云："久风入中，则为肠风飧泄。"即表明该证由风从经脉而入，客于肠胃，或外淫风木之邪，内乘于肠胃所致。在便前时时便血，随感随发，血清而色鲜，四射如溅。由此可见，肠风即肠风下血，与内痔症状几近一致。

⑬湿：原作"温"，据医统本改。

⑭同：医统本作"问"。

⑮二：医统本作"一"。

⑯《珍珠囊》：一卷，金·张元素撰。又名《洁古珍珠囊》，约成书于13世纪初叶。其首次将《黄帝内经》中的理论原则与具体药物相结合，使中药理论更加丰富而系统，对金元医家及后世直至当代中药学发展产生重大影响。

『原文』

杂例

溲而便脓血①者，小肠泄②也。脉五至之上洪者，宜以七宣丸；如脉平者，立秋至春分，宜香连丸；春分至立秋，宜芍药柏皮丸③；四季通用，宜加减平胃散、七宣丸之类，后宜服此药，去其余邪，兼平胃气。

芍药柏皮丸

芍药　黄柏各等分

上为细末，醋糊为丸，如桐子大，每服五七十丸，至二百丸，温水下，食前。

加减平胃散

白术　厚朴　陈皮各一两　甘草七钱　槟榔三钱　木香三钱　桃仁　黄连　人参　阿胶各半两　白茯苓去皮，半两

上为细末，同平胃散煎服。

血多加桃仁，泄加黄连，小便涩加茯苓。

气不下后重，加槟榔、木香。

腹痛加芍药、甘草，脓加阿胶，湿加白术，脉洪加大黄。

四时以胃气为本，久下血痢，则脾虚损，而血不流于四肢，入于胃中，为血，宜滋养脾胃则愈。

夫五泄者之病，其治法各不同者，外证各异也。胃泄者，饮食不化，多黄，承气汤下；脾泄者，腹胀满泄注，食即呕吐逆津，建中、理中；大肠泄者，食已逼窘迫，大便白，肠鸣切痛，干姜附子；小肠泄者，溲便脓血，少腹痛，承气汤；大瘕泄者，里急后重，数至圊[④]而不能便，足少阴是也，茎中痛[⑤]，急利小便。此五泄之病也，胃、小肠、大瘕三证，皆清凉饮子主之，其泄自止；后厥阴、少阴二证，另有治法。厥阴证而加甘草，谓主茎中痛，是肝也。《内经》曰：肝苦急，急食甘以缓之。少阴经证，多里急后重，故加大黄，令急推过，物去则轻矣。《内经》曰：因其重而减之。又曰：在下者引而竭之。又有太阴阳明二经证，当进退大承气主之。太阴证不能食也，当先补而后泻之，乃进药法也。先煎厚朴半两，俱依本方加制，水一盏半，煎至一半服；若三两服后未已，谓有宿食不消，又加枳实二钱，同煎服；三两服泄又未已，如稍加食，尚有热毒，又加大黄三钱，推过泄止住药；如泄未止，谓肠胃有久尘垢滑粘，加芒硝半合，宿垢去尽，则愈也。

阳明证，能食是也，当先泻而后补，谓退药法也。先用大承气汤五钱，水一盏，依前法煎至七分，稍热服；如泄未止，去芒硝，后稍热退，减大黄一半煎两服；如热气虽已，其人必腹满，又减去大黄，枳实厚朴汤，又煎三两服；如腹胀满退，泄亦自愈，后服厚朴汤数服则已。

又寒热水泄之例于后。

泄者一也，总包五法，谓之六义，曰六解。《难经》有伤寒五泄。叔和云：湿多成五泄。仲景解四经泄痢，有不可汗，有不可下者，可吐可灸者，仲景随经自言之。假令渴引饮者，是热在膈上，水多入，则下膈入胃中，胃经本无热，不胜其水，名曰水恣[⑥]，故使米谷一时下。此证当灸大椎三五壮立已，乃泻督也。如用药，使车前子、雷丸、白术、茯苓之类，可选用之，五苓散亦可。

又有寒泄者，大腹满而泄；又有鹜溏者，是寒泄也。鸭溏者，大便如水，中有少结粪者是也。如此者，当用天麻、附子、干姜之类是也。

又法曰：泄有虚实寒热。虚则无力粘衣，不便已泄出，谓不能禁固也；实则数至圊而不能便，俗云虚坐努责是也。里急后重，皆依前法进退大承气汤主之。一说《素问》云：春伤于风，夏必飧泄。又云：久风为飧泄。泄者，乃水谷不化而完出，非水入胃而成此证，非前水恣也。此一证，不饮水而谷完出，名曰飧泄。治法于后，先以宣风散导之出，钱氏方中四味者是也，后服**苍术防风汤**。

苍术去皮，四两　麻黄去根节，四两　防风去芦头，五钱

上为粗末，每服一两，生姜七片，水二盏，煎至一盏，去滓温服，泄止后服**椒术丸**。

苍术二两　小椒一两，去目炒

上为极细末，醋糊为丸，如桐子大，每服二十丸，或三十丸，食前温水下。一法，恶痢久不愈者，弥加。如小儿病，丸如黍米大。

治泻痢脓血，乃至脱肛，**地榆芍药汤**。

苍术八两　地榆三两　卷柏三两　芍药三两

上㕮咀，每服一两，水一大盏半，煎至一半温服清，病退药止。

五泄伤寒，乃分三节：初说暴，次说中，后说久泄。

此说在《难经》二十二难，是三节内包十五法。初以暴药，中以的对证药，后疾得中也，末治久泄法，仲景论厥阴经治法是也。

治久泄法，先进缩煎小续命汤，是发其汗，使邪气不能侵于内，然后治其痢。秋冬间下痢风，吐论中加减厚朴丸大效。

凡脏腑之秘，不可一例治疗。有虚秘，有实秘。胃实而秘者，能饮食小便赤，当以麻仁丸、七宣丸之类主之。胃虚而秘者，不能饮食，小便清利，**厚朴汤**主之。

厚朴姜制，一⑦两　白术五两　半夏曲二两　枳实一两，炒　陈皮去白，一⑧两　甘草三两，炙

上为粗末，每服三五钱，水一盏半，生姜五片，枣三枚，煎至一盏，去滓温服，空心。实秘者，物也；虚秘者，气也。

平胃丸　治病久虚弱，厌厌不能食，而脏腑或秘或溏，此胃气虚弱也。常服和中、消痰、去湿及厚肠胃、进饮食。

厚朴一两　白术一两二钱　陈皮八钱，去白　木香一钱　生半夏汤洗，二两　槟榔二两半　枳实半钱　甘草三钱，炙

上为细末，姜汁浸蒸饼丸，桐子大，每服三五十丸，生姜汤或温水送下。

『注释』

①血：原脱，据医统本补。

②小肠泄：病名。出《难经·五十七难》。症见溲而便脓血，少腹痛。《素问病机气宜保命集》治用承气汤、加减平胃散、七宣丸、香连丸、芍药柏皮丸等方。

③丸：原脱，据医统本补。

④圊（qīng清）：茅厕，厕所。

⑤茎中痛：《外科全生集》云："茎中痛，水道中痛也。"

⑥水恣（zì自）：病名。因膈热口渴，恣意饮水所致泄泻。

⑦一：医统本作"五"，宜参。

⑧一：医统本作"二"。

『按语』

刘氏论脏腑泻痢，从古所云，亦从"风、湿、热"立论。然而他在临床中更重视辨证论治，虽有"五法""六义"，不过是随证而治以相应之法。辨证之时，刘氏善用六经辨证，如论泻痢之证有"太阴传少阴""太阴经不能传少阴""太阴欲传少阴"等，正是"六经为百病立法"的临床体现。

心痛论第二十

『原文』

论曰：诸心痛者，皆少阴厥气上冲也。有热厥心痛①者，身热足寒，痛甚则烦躁而吐，额自汗出，知为热也，其脉洪大。当灸太溪及昆仑，谓表里俱泻之。是谓热病汗不出，引热下行，表汗通身而出者，愈也。灸毕服金铃子散，痛止服枳术丸，去其余邪也。有实②心中痛者，因气而食，卒然发痛，大便或秘，久而注闷，心胸高起，按之愈痛，不能饮食，急以煮黄丸利之，利后以藁本汤去其余邪。有寒厥心痛者，手足逆而通身冷汗出，便利溺清，或大便利而不渴，气微力弱，急以术附汤温之。寒厥暴痛，非久病也，朝发暮死，当急救之。是知久痛无寒，而暴痛非热也。

治热厥心痛，或发或止，久不愈者，当用**金铃子散**。

金铃子　玄胡各一两

上为细末，每服三钱，酒调下。

大实心痛，**煮黄丸**。

雄黄一两，研　巴豆五钱，去皮，生用，研细入雄黄末

上再研二味，白面二两同和，再研匀，滴水丸如桐子大。每服时，先煎浆水令沸，下药二十四丸，煮一二十沸，捞入冷浆水沉冷，一时服一丸，一日二十四时，加至微利为度，用浸药水送下。此治胁下疝癖痛如神。

治大实心痛，大便已利，宜藁本汤，彻其痛也。

藁本半两　苍术一两

上为粗末，每服一两，水二盏，煎至一盏，温服清。

治寒厥暴痛，脉微气弱，宜**术附汤**。

术附汤

附子一两，炮，去皮脐，细切半两③　白术四两　甘草二两，炒

上为粗末，入附子令匀，每服三钱，水一大盏半，入生姜五片，枣一枚劈破，同煎至一盏，去滓温服，食前。

此药又治风湿相搏，身重疼烦，不能转侧，不呕不渴，大便坚硬，小便自利，及风虚④头目眩重者，不知食味，暖肌补中，助阳气，止自汗。

治男子妇人心经中搐热，如痫病状，宜服妙香丸。

风痫⑤者，煎羌活为引，下妙香丸。血痫当归汤引下。

刺心痛诸穴于后。

真心痛⑥，手足青至节，痛甚，旦发夕死，夕发旦死。

心痛腹胀，啬啬然，大便不利，取足太阴。

心痛引腰脊欲呕，取刺足少阴。

心痛引小腹满，上下无常处，便溺难，刺足厥阴。

心痛短气，刺手太阴。

心痛，当九节刺之立已，不已上下求之，得之则已。

接⑦经三法

心痛与背相接，善恐，如从后触其心，伛偻⑧者，肾心痛也。先刺京骨、昆仑，不已刺合谷。

心痛腹胀胸满，心尤痛者，胃心痛⑨也。刺大都、太白二穴。

心痛如锥刺，乃脾心痛⑩也。刺然谷、太溪。

心痛苍然如死状，终日不得休息，乃肝心痛⑪。取行间、太冲。

心痛卧若徒居，心痛间动作益痛甚者，其色不变，此肺心痛⑫也。刺鱼际、太渊，宣通气行，无所凝滞，则病愈也。

太溪穴，足少阴肾经，土也，为腧，在足内踝后根骨上脉动陷中，可灸三壮或五七壮，此泻热厥心痛。

昆仑，足太阳膀胱经，水也，在足外踝后根骨上陷中，可灸三壮或五七壮，亦可泻热厥心痛。

『 注释 』

①热厥心痛：证名。热郁气逆所致的心痛。

②实：医统本作"大实"。

③半两：四库本与医统本作"一两"，据《刘河间伤寒三书》改。

④风虚：体内虚弱，而外感风邪。

⑤风痫：病证名。出《脉经》。《圣济总录》卷十五："风痫病者，由心气不足，胸中蓄热，而又风邪乘之。病间作也。其候多惊，目瞳子大，手足颤掉，梦中叫呼，身热瘛疭，摇头噤，多吐涎沫，无所觉知是也。"选用茯神汤、钩藤丸等方。

⑥真心痛：病名。心痛之极危重者。《灵枢·厥病》："真心痛，手足清至节，心痛甚，旦发夕死，夕发旦死。"

⑦接：医统本作"按"。

⑧伛偻（yǔlǚ 雨吕）：病证名。背曲身踡不得直伸。《灵枢·厥病》："伛偻者，肾心痛也，先取京骨、昆仑。"《广雅》："伛，曲也。"《说文》："偻，尪也。"

⑨胃心痛：证名。厥心痛之一。由胃病邪上乘心所致的心痛。症见腹胀胸满，胃脘当心痛。《灵枢·厥病》："厥心痛，腹胀胸满，心尤痛甚，胃心痛也。"

⑩脾心痛：病证名。厥心痛之一。心前区痛如锥针刺，或心下气满急痛，由脾病、邪上乘心或寒逆中焦而发病。《灵枢·厥病》："厥心痛，痛如以锥针刺其心，心痛甚者，脾心痛也。"

⑪肝心痛：病证名。指心脘部疼痛连及胁肋部亦痛的病证。《灵枢·厥病》："厥心痛：色苍苍如死状，终日不得太息，肝心痛也。"

⑫肺心痛：病名。厥心痛之一。心痛连胸之证。《灵枢·厥病》："厥心痛，卧若徒居，心痛间，动作痛益甚，色不变，肺心痛也。"

『按语』

刘氏治心痛，亦有"表里双解"之妙，初治以"表里俱泻之"之法，后方金铃子散行气止痛，更以枳术丸，祛其余邪。但临证仍以辨证随机，如"有实心中痛者"则以煮黄丸利之；"有寒厥心痛者"，则以术附汤温之，非独泻之一法而已。

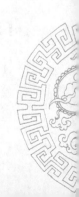

卷　下

咳嗽论第二十一

『原文』

论曰：咳谓无痰而有声，肺气伤而不清也。嗽是无声而有痰，脾湿动而为痰也。咳嗽谓有痰而有声，盖因伤于肺气，动于脾湿，咳而为嗽也。脾湿者，秋伤于湿，积于脾也。故《内经》曰：秋伤于湿，冬必咳嗽。大抵素秋之气宜清肃，反动之气必上冲而为咳，甚则动于脾湿，发而为痰焉。是知脾无留湿，虽伤肺气而不为痰也。有痰寒少而热多，故咳嗽者，非专主于肺而为病。以肺主皮毛，而司于外，故风寒先能伤之也。《内经》曰：五脏六腑，皆能令人咳，非独肺也。各以其时主之而受病焉，非其时各传而与之也。所病不等，寒、暑、燥、湿、风、火六气，皆令人咳，唯湿病痰饮入胃，留之而不行，上入于肺，则为咳嗽。假令湿在于心经，谓之热痰；湿在肝经，谓之风痰；湿在肺经，谓之气痰；湿在肾经，谓之寒痰，所治不同，宜随证而治之。若咳而无痰者，以辛甘润其肺。故咳嗽者，治痰为先，治痰者，下气为上。是以南星、半夏胜其痰而咳嗽自愈；枳壳、陈皮利其气而痰自下。痰而能食者，大承气汤微下之，少利为度；痰而不能食者，厚朴汤治之。夏月嗽而发热者，谓之热痰嗽，小柴胡四两，加石膏一两，知母半两用之；冬月嗽而发寒热，谓之寒嗽，小青龙加杏仁服之。然此为大例，更当随证随时加减之，量其虚实，此治法之大体也。

蜜煎生姜汤、蜜煎橘皮汤、烧生姜胡桃，此者皆治无痰而嗽者，当辛甘润其肺故也。如使用青陈皮，药皆当去白。《本草》云：陈皮味辛，理上气，去痰气滞塞；青皮味苦，理下气。二味俱用，散三焦之气也。故《圣济》云：陈皮去痰，穰不除即生痰；麻黄发汗，节不去而止汗。

治风痰热咳嗽，其脉弦，面青四肢满闷，便溺秘涩，心多躁怒，水煮**金花丸**。

南星　半夏各一两生用　天麻五钱　雄黄二钱　白面三两　寒水石一两烧存性

上为细末，滴水为丸，每服五七十丸，至百丸，煎浆水沸，下药煮令沸浮为[①]度，漉出淡浆水浸，另用生姜汤下，或通圣加半夏，及《局方》中川芎丸、防风丸，皆可用也。

小黄丸　治热痰咳嗽，脉洪面赤，烦热心痛，唇口干燥，多喜笑，宜小黄丸。

南星汤洗　半夏洗，各一两　黄芩一两半

上为细末，生姜汁浸，蒸饼为桐子大，每服五十丸至七十丸，食后姜汤下，及小柴胡汤中加半夏亦可。

白术丸 治痰湿咳嗽，脉缓面黄，肢体沉重，嗜卧不收，腹胀而食不消化，宜白术丸。

南星 半夏俱汤洗，各一两 白术一两半

上为细末，糊为丸，桐子大，每服五七十丸，生姜汤下，及《局方》中防己丸亦可用。

玉粉丸 治气痰咳嗽，脉涩面白，上喘气促，洒淅恶寒，愁不乐，宜服之。

南星 半夏俱洗，各一两 官桂去皮，一两

上为细末，糊为丸，如桐子大，每服五七十丸，生姜汤下，食后，及《局方》中防己丸亦可。玉粉丸加减在后，心下痞者，加枳实五钱；身热甚者，加连五钱；体重者，加茯苓一两；气上逆者，加苦葶苈五钱；气促者，加人参、桔梗各五钱；浮肿者，加郁李仁、杏仁各五钱；大便秘者，加大黄五钱。

双玉散 治痰热而喘，痰涌如泉。

寒水石 石膏各等分

上为细末，煎人参汤调下三钱，食后服。

治痰千缗汤

半夏生末，一两 大皂角去皮子，半两，剉碎

上同于绢袋中盛之，用水三升，生姜七大片，同煎至一半，以手操洗之，取清汁，分作三服，食后并服，二服效。

防风丸 治痰嗽，胸中气不清利者，枳术丸亦妙。

防风半两 枳壳半两，去穰，麸炒 白术一两

上细末，烧饭为丸，每服五七十丸，生姜汤下。

天麻丸

天麻一两 半夏 南星各一两 雄黄少许

上以白面二两，滴水为丸，如桐子大，每服五十丸至百丸，煎淡水令沸，下药煮十余沸漉出，食前生姜汤下。

利膈丸 主胸中不利，痰嗽喘促，利脾胃壅滞，调秘泻脏，推陈致新，消进饮食，治利膈气之胜药也。

木香一钱半 槟榔一钱半 人参三钱 当归二钱 藿香一钱半 大黄酒浸，焙，一两 厚朴姜制，三两 枳实一两，炒 甘草五钱，炙

上为细末，滴水和丸，如桐子大，每服三五十丸，食后诸饮皆可下。

款气丸 治久嗽痰喘，肺气浮肿。

　　青皮去白　陈皮去白　槟榔　木香　杏仁去皮尖　郁李仁去皮　茯苓　泽泻
当归　茂炮　马兜零　苦葶苈已上各三两　人参　防己各五钱　牵牛取头末一两

　　上为细末，生姜汁面糊为丸，如梧子大，每服一二十丸加至五七十丸，生姜
汤下，食后服。

　　玉粉丸　治痰结咽喉不利，语音不出。

　　半夏洗，五钱　草乌一字少　桂一字多

　　上同为末，生姜汁浸，蒸饼为丸，如鸡头大，每服一丸，至夜含化。多岁不
愈者亦效。

　　枳壳汤　治久痰胸膈不利者，多上焦发热。

　　枳壳麸炒，去瓤，二两　桔梗三两　黄芩一两半

　　上同剉，每日早，用二两半，水三盏，煎至二盏，匀作三服：午时一服，申
时一服，临卧时一服。三日七两半药尽，服生半夏汤。

　　生半夏汤

　　半夏不以多少，洗七遍，切作片子

　　上每服，秤三钱，水一盏半，入生姜五大片，同煎至一盏，和滓食后服，一
日三二服。服三日毕，再服枳术丸，尽其痰为度。论曰：先消胸中气，后去膈上
痰。再服枳术丸，谓首尾合尽消其气，谓令痰不复作也。

　　清镇丸　治热嗽。

　　小柴胡汤内加人参一倍　青黛半两

　　上为细末，面糊丸，如桐子大，每服五十丸，生姜汤下。

　　半夏丸　治因伤风而痰作喘逆，兀兀欲吐，恶心欲倒。已吐加槟榔三钱。

　　半夏一两，汤洗，切　雄黄研三钱

　　上同为末，生姜汁浸，蒸饼为丸，桐子大，每服三十丸，生姜汤下，小儿丸
如黍米大。

　　白术散　治夏暑大热，或醉饮冷，痰湿不止，膈不利。

　　白术　茯苓　半夏洗　黄芩各等分

　　上为粗末，每服五钱至七钱，水二盏，入生姜十片，煎至一盏，去滓，调陈
皮末一钱，神曲末一钱，食后。

　　法曰：大热大饮，盖酒味热而引饮冷，冷与热凝于胸中，不散而成湿，故痰
作矣。甚者宜吐之，吐后服五苓、甘露、胜湿去痰之剂。

　　白术汤　治痰潮上如涌泉，久不可治者。

　　白术　白茯苓　半夏等分

　　上为末，每服半两，病大者一两，水二盏，生姜七片，煎至一盏，取清调神

曲末二钱。顿服之。病甚者，下玉壶丸一百丸，大效，永除根。

天门冬丸 治妇人喘，手足烦热，骨蒸寝汗，口干引饮，面目浮肿。

天门冬十两，去心秤　麦门冬去心，八两　生地黄三斤，取汁为膏子

上二味为末，膏子和丸，如梧子大，每服五十丸，煎逍遥散送。逍遥散中去甘草，加人参。或服王氏《博济方》[2]中人参荆芥散亦可。如面肿不已，《经》曰：面肿曰风。故宜汗，麻黄、桂枝可发其汗，后服柴胡饮子去大黄。故论曰：治脏者治其俞，治腑者治其合，浮肿者治其经。治俞者治其土也，治合者亦治其土也，如兵家围魏救赵之法也。

『注释』

①沸浮为：原作"浮胃"，据医统本改。

②王氏《博济方》：《博济方》，医方著作。原名《王氏博济方》。三卷。宋·王衮撰。刊于1047年。作者原收辑医方7000首，此书系从中选录500余方编撰而成。明代以后原书已佚，今本系编《四库全书》时自《永乐大典》辑出，后改编为五卷，仅得350余方。

『按语』

刘氏治咳，从《内经》之旨而发《内经》之妙，《内经》曰：五脏六腑，皆能令人咳，非独肺也。刘完素则以五脏六腑"各以其时主之而受病"将其发展为"寒、暑、燥、湿、风、火六气，皆令人咳"。更以"湿"邪为其首要。指出"湿在于心经，谓之热痰；湿在肝经，谓之风痰；湿在肺经，谓之气痰；湿在肾经，谓之寒痰"，并以此为基础在治法上提出"故咳嗽者，治痰为先"。

虚损论第二十二

『原文』

论曰：虚损之疾寒热，因虚而感也。感寒则损阳，阳虚则阴盛，损自上而下，治之宜以辛甘淡，过于胃则不可治也。感热则损阴，阴虚则阳盛，故损自下而上，治之宜以苦酸咸，过于脾则不可治也。自上而损者，一损于肺，皮聚而毛落；二

损损于心，血脉虚少，不能荣于脏腑，妇人月水不通；三损损于胃，饮食不为肌肤。自下而损者，一损损于肾，骨痿不能起于床；二损损于肝，筋缓不能自收持；三损损于脾，饮食不能消克。论曰：心肺损而色蔽，肾肝损而形痿，谷不能化而脾损，感此病者，皆损之病也，渐渍之深，皆虚劳之疾也。

四君子汤 治肺损而皮聚毛落，益气可也。

白术 人参 黄芪 茯苓各等分

上为粗末，每服五六钱至七钱，水一盏，煎至七分，去滓食远温服。

八物汤 治心肺虚损，皮聚而毛落，血脉虚损，妇人月水愆期，宜益气和血。

白术 人参 黄芪 茯苓 川芎 熟地黄 当归 芍药各等分

上粗末，服五七钱，水一盏，煎至七分，去滓食后温服。

十全散 治心肺损及胃，饮食不为肌肤，宜益气和血调饮食。

白术 人参 黄芪 伏神 桂 熟地黄 当归 川芎 芍药 甘草等分

上为末，加生姜枣同煎，水一大盏，药五钱，煎至七分，食前，日三服。

金刚丸 治肾损，骨痿[①]不能起于床，宜益精。

萆薢 杜仲炒，去丝 苁蓉酒浸 菟丝子酒浸，等分

上为细末，酒煮猪腰子为丸，每服五七十丸，空心酒下。

牛膝丸 治肾肝损，骨痿不能起于床，筋缓不能收持，宜益精缓中。

牛膝酒浸 萆薢 杜仲炒去丝 苁蓉酒浸 防风 菟丝子酒浸 白蒺藜各等分
官桂半之

上细末，酒煮猪腰子捣丸，桐子大，空心酒下五七十丸。

煨肾丸 治肾肝损及脾损，谷不化，宜益精缓中消谷。

牛膝 萆薢 杜仲 苁蓉 菟丝子 防风 白蒺藜 胡芦巴 破故纸等分
桂半之

上和剂服饵如金刚丸法，腰痛不起者，甚效。

黑地黄丸加五味子名**肾气丸** 治阳盛阴虚，脾肾不足，房室虚损，形瘦无力，面多青黄而无常色，宜此药养血益肾。

苍术一斤，米泔浸 熟地黄一斤 川姜冬一两，夏五钱，春七钱 五味子半斤

上为细末，枣肉为丸，如梧子大，每服一百丸至二百丸，食前米饮下或酒，治血虚久之[②]甚效。《经》曰：肾苦燥，急食辛以润之。开腠理，致津液，通气。五味子，味酸，故酸以收之，此虽阳盛不燥热，乃是五脏虚损于内，故可益血收气也。此药类象，神品药也。

治阳虚阴盛，心肺不足，宜八味丸。若形体瘦弱，无力多困，未知阴阳先损，夏月地黄丸，春秋宜肾气丸，冬月宜八味丸。

『注释』

①骨痿：语出《素问·痿论》。属痿证之一，症见腰背酸软，难于直立，下肢痿弱无力，面色暗黑，牙齿干枯等。由大热灼伤阴液，或长期过劳，肾精亏损，肾火亢盛等，使骨枯而髓减所致。

②之：医统本作"痔"。

『按语』

刘氏认为虚损之病乃"因虚而感"，但所损有"自上而损"与"自下而损"之别。更由于其上下不同，而变生多证。自上而下者，先肺、后心、再胃，自下而上者，先肾、再肝、再脾，故损之日久，皆乏化源而难治也。

消渴论第二十三

『原文』

论曰：消渴之疾，三焦受病也，有上消①、中消②、肾消③。上消者，上焦受病，又谓之膈消，肺④也。多饮水而少食，大便如常，或小便清利，知其燥在上焦也，治宜流湿润燥。中消者，胃也，渴而饮食多，小便黄。《经》曰：热能消谷。知热在中。法云：宜下之，至不欲饮食则愈。肾消者，病在下焦。初发为膏淋⑤，下如膏油之状，至病成而面色黧黑，形瘦而耳焦。小便浊⑥而有脂，治法宜养血，以肃清分其清浊而自愈也。法曰：燥上而渴。辛甘而祛用润肺，故可用蜜煎生姜汤，大器顿之，时时呷⑦之。法云：心肺之病，莫厌频而少饮。《内经》云：补上治上宜以缓。又曰：辛以润之。开腠致津液通，则肺气下流，故气下火降而燥衰矣，其渴乃止。又《经》曰：二阳结为消⑧。王注曰：二阳结于胃及大肠，俱热也。肠胃藏热，则善消水谷。可甘辛降火之剂，黄连末一斤，生地黄自然汁，白莲花藕自然汁，牛乳汁各一斤，熬成膏子，剂连末为丸，每服桐子大三十丸，少呷温水送下，日进十服，渴病立止。

治上焦膈消，而不欲多食，小便清利，宜小柴胡汤，或加白虎汤，或钱氏方中地骨皮散，内加芍药、黄芪、石膏、黄芩、桔梗之类是也。

人参石膏汤 治膈消，上焦烦渴，不欲多食。

人参半两　石膏一两一钱　知母七钱　甘草四钱

上为粗末，每服五钱至七钱，水煎食后温服。

顺气散　治消中，热在胃而能食，小便赤黄，微利之为效，不可多利，服此药渐渐利之，不欲多食则愈。

厚朴姜制一两　大黄四两　枳实二钱炒

上剉，每服五钱，水煎食远服。

茴香散　治肾消，病下焦，初证小便如膏油。

茴香炒　苦楝炒

上细末，酒调二钱，食前。

八味丸　治肾消大病。加减法：本方内倍加山药，外桂、附从四时加减。假令方内桂、附一两，春各用三钱，夏用一钱，秋用五钱，冬全用一两。

珍珠粉丸　治白淫梦泄遗精，及滑出而不收。

黄柏一斤，于新瓦上烧，令通赤为度　真蛤粉一斤

上为细末，滴水丸，如桐子大，每服一百丸，空心酒下。法曰：盛阳乘阳，故精泄也。黄柏降火，蛤粉咸而补肾阴也。又治思想无穷，所愿不得之证。

竹笼散　治消渴。

五灵脂　黑豆去皮脐

上等分为细末，每服三钱，冬瓜汤调下。无冬瓜，苗叶皆可。日二服，小渴二三服效。渴定不可服热药，唯服八味丸，去附子，加五味子。

『 **注释** 』

①上消：又称膈消、消心。以大渴引饮为主症，或见小便甜。多由心肺火炽所致。治以清心肺为主，兼清其胃。

②中消：又称消中、痟中、消脾。以善饥多食，形体消瘦为主要证候，或见小便甜。

③肾消：又作肾痟、下消。《太平圣惠方》卷五十三："饮水随饮便下，小便味甘而白浊，腰腿消瘦者，肾痟也。"

④肺：医统本作"病"。

⑤膏淋：病名。五淋之一。一名肉淋。此病以小便混浊，或如米泔，或如膏脂为主症。《诸病源候论·淋病诸候》："膏淋者，淋而有肥状似膏，故谓之膏淋，亦曰肉淋。此肾虚不能制于肥液，故与小便俱出也。"

⑥浊：原作"泻"，据医统本改。

⑦呷（xiā侠）：小口饮。

⑧二阳结为消：《素问·阴阳别论》："二阳结谓之消。"邪气郁结于二阳，肠胃受病，可发生消渴病。二阳指阳明，包括足阳明胃与手阳明大肠二经。

『按语』

消渴一名出《素问·奇病论》，亦作痟渴。《外台秘要》卷十一："渴而饮水多，小便数，无脂似麸片甜者，皆是消渴病也。"刘氏在《三消论》中首创消渴、消中、肾消之分，曰："……若饮水多而小便多者，名曰消渴；若饮食多而不甚渴，小便数而消瘦者，名曰消中；若渴而饮水不绝，腿消瘦而小便有脂液者，名曰肾消……有言心肺气厥而渴者，有言肝痹而渴者，有言肺热而渴者，有言肾热而渴者，有言胃与大肠结热而渴者……虽五脏之部分不同，而病之所遇各异，其为燥热亡液一也。"详细论述了消渴病的致病机理，对消渴病的诊治理论产生承先启后的重要作用。

肿胀论第二十四 小儿附

『原文』

《灵枢·胀论》云：帝问岐伯，胀形何如？岐伯曰：夫心胀者，烦心气短，卧不安；肺胀者，虚满而喘咳；肝胀者，胁下满而痛引少腹；脾胀者，善哕，四肢烦悗，体重不能胜衣，卧不安；肾胀者，引背央央然，腰髀痛。六腑胀：胃胀者，腹满胃脘痛，鼻闻焦臭，妨于食，大便难；大肠胀者，肠鸣痛而濯濯，冬日重于寒，则飧泄食不化；小肠胀者，小腹膜满，引腰而痛；膀胱胀者，少腹气满而气癃；三焦胀者，气满于皮肤中，硁硁①然而不坚；胆胀者，胁下痛胀，口苦善太息。又《水胀篇》云：帝问岐伯：水胀何如？答曰：水始起也，目窠②上微肿，如新卧起之状，其颈脉动，咳，阴股间寒，足胫肿，腹乃大，其水已成矣。以手按其腹，随手而起，如裹水之状，此其候也。帝曰：肤胀何如？岐伯曰：肤者，寒气客于皮中，鼓空空然不坚，腹身大尽肿，皮厚，按其腹窅而不起，腹色不变，此其候也。鼓胀何如？答曰：腹胀身皆大，大与肤胀等也，色苍黄，腹筋起，此其候也。肠覃③何如？答曰：寒气客于肠外，与卫相搏，气不得荣，因有所系，癖④而内着，恶气乃起，瘜肉生，其始大也，大如鸡子，稍以益大，至其成，如怀子状，久离岁，按之则坚，推之则移，月事不以时下，此其候也。石瘕如何？答曰：石瘕生于胞中，寒气客于子门，闭塞气不通，恶血当泻⑤，衃⑥以留止，日以益大，状如怀子，月事不时，皆生于女子，可导而下。帝曰：肤胀、鼓胀可刺邪？曰：先泻其胀之血络，复调其经，刺去其血络可也。

《经》云：平治权衡，去菀陈莝⑦，开鬼门⑧，洁净府⑨。平治权衡者，察脉之浮沉也。去菀陈莝者，疏涤肠胃也。开鬼门，洁净府者，发汗利小便也。又鼓胀之病，治以鸡屎醴。《名医》云：其肿有短气不得卧为心水，两胁痛为肝水，大便鸭溏为肺水，四肢皆肿为脾水，腰痛足冷为肾水，口苦咽干为胆水，乍虚乍实为大肠水，各随其经络，分其内外，审其脉证而别之。大有风水、皮水、石水、黄汗，推各脏以论之。风合归肝，皮合归肺，黄汗归脾，石合归肾。风水脉浮，必恶风；皮水脉亦浮，按下没指；石水脉沉，腹满不喘；黄汗脉沉迟，发热而多涎，久而不愈，必致痈脓；水肿脉浮带数，即是虚寒潜止其间，久必沉伏，沉伏则阳虚阴实，为水必矣。要知水脉必沉是也。论曰：脉出者死，与病不相应也。诸唇黑则伤肝，缺盆盈平则伤心，脐出则伤脾，足平则伤肾，背平则伤肺，此五者必不可疗也。治法云：腰以上宜发汗，腰以下利小便。钱氏论虚实腹胀，实则不因吐泻久病之后，亦不因下利，胀而喘急闷乱，更有痰有热，及有宿食不化而胀者，宜服大黄丸、白饼子、紫霜丸下之。更详认大小便，如俱不通，先利小便，后利大便；虚则久病吐泻后，其脉微细，肺主目胞腮虚肿，手足冷，当先服塌气丸，后服异功散，及和中丸、益黄散温其气。因于气肿者，橘皮煎丸。因于湿为肿，煎防己黄芪汤，调五苓散。因于热为肿者，服八正散。

又一法：燥热于肺为肿者，乃绝水之源也，当清肺除燥，水自生矣。于鼓栀汤中，加黄芩。如热在下焦，阴消使气不得化者，当益阴，则阳气自化也，黄柏、黄连是也。

五脉论五水灸法

青水灸肝井，赤水灸心荣，黄水灸脾俞，白水灸肺经，黑水灸肾合。

妇人蛊胀无脉，烧青丸，五皮散亦是。

论诸蛊胀者有二，肿若从胃，则旦食而不能夜食，旦则不胀，夜则胀是也。若水肿证，濡泄者是也。《内经》曰：蛊胀之病，治以鸡屎醴，酒调服。水胀之病，当开鬼门，洁净府也。

白茯苓汤　治变水。

白茯苓　泽泻各二两　郁李仁二钱

上㕮咀，作一服，水一碗，煎至一半，常服无时，从少至多服，或煎得，澄入生姜自然汁，在内和面，或作粥饭，作常食。五七日后，觉胀下，再中以

白术散。

白术　泽泻各半两

上为细末，煎服三钱，茯苓汤调下，或丸亦可，服三十丸。

末治之药，服黄芪芍药建中之类，以调养之。平复后，忌房室、猪、鱼、盐、面等物。

治水气蛊胀，洁净府，**楮实子丸。**

楮实子一斗，水二斗熬成膏子　白丁香一两半　茯苓三两，去皮

上二味为细末，用楮实膏为丸，如桐子大，不计丸数，从少至多，服至小便清利，及腹胀减为度，后服中治药、末治药、调养药，疏启其中，忌甘苦酸，补其下，五补七宣。

取穴法

治肿治其经，治金、火也。井、荥、俞、经，阴经金也；金、木、水、火，阳经火也。

治肿**木香散**

木香　大戟　白牵牛各等分

上为细末，每用三钱，猪腰子一对，批开掺药在内，烧熟空心服之。如左则塌左，右则塌右。如水肿不能全去，于腹上涂甘遂末，在远脐满腹，少饮甘草水，其肿便去也。

治水肿

蝼蛄去头尾，与葡萄心同研，露七日，曝干为细末，淡酒调下，暑月湿用尤佳。

又方

枣一斗，锅内入水，上有四指，用大戟并根苗盖之遍，盆合之，煮熟为度，去大戟不用，旋旋吃无时，尽枣决愈，神效。

『注释』

①硁（kēng 坑）：击石声。

②目窠（kē 科）：指眼的凹陷处，包括眼眶、上下眼胞。《说文》："窠，空也。一曰鸟巢也。空中曰窠，树上曰巢。"

③肠覃：病名。出《灵枢·水胀》。指妇女下腹部有块状物，而月经又能按时来潮的病证。多由七情内伤，肝气郁结，气滞血瘀，积滞成块所致。

④癖：病名。又称癖气。指痞块生于两胁，时痛时止的病证。多由饮食不节，

寒痰凝聚，气血瘀阻所致。

⑤恶血当泻：医统本作"恶血当泻不泻"。

⑥衃（pēi）：凝聚的血。

⑦去菀陈莝（cuò错）：出《素问·汤液醪醴论》。指驱除郁于体内的水液废物。菀，通"郁"，郁结；陈，即日久、陈积；莝，原意为铡除杂草，指人体水液废物。

⑧鬼门：即指体表的汗毛孔。开鬼门，即是发汗的意思。

⑨净府：指膀胱。洁净府，即是利小便的意思。

『按语』

全身水肿谓之"肿"，腹部胀满谓之"胀"。前人有分头面四肢先肿而后腹胀的属水肿，先腹胀而后四肢肿的属胀。但是，水肿亦有兼胀的，胀亦有兼水肿的，一般把水肿腹胀满的症状，统称为"肿胀"。刘氏治肿胀之法，未离前人之所论。

眼目论第二十五

『原文』

论曰：眼之为病，在腑则为表，当除风散热；在脏则为里，宜养血安神。暴发者为表而易治，久病者在里而难愈。除风散热者，泻青丸主之；养血安神者，定志丸、妇人熟干地黄丸是也。或有体肥气盛，风热上行，目昏涩者，槐子散主之。此由胸中气浊上行也，重则为痰厥①，亦能损目。常使胸中气清，无此病也。又有因目疾过药多而损气者②，久之眼渐昏弱，乍明乍暗，不欲视物，此目少血之验也，熟干地黄丸、消风散、定志丸，相须而养之。或有视物不明，见黑花者，此谓之肾气弱也，宜补肾水，驻景丸③是也。或有暴失明者，谓眼居诸阳交之会也，而阴反闭之，此风邪内满，当有不测之疾也。翳膜者，风热重而有之，或斑入眼，此肝气盛而发在表也。翳膜已生在表明矣，当发散而去之，反疏利则邪气内搐，为翳则深也。邪气未定，谓之热翳而浮；邪气已定，谓之冰翳而沉；邪气牢而深者，谓之陷翳，当以焮发之物，使其邪气再动，翳膜乃浮，辅之退翳之药，则能自去也。病久者，不能速效，当以岁月除之。

治眼赤暴发肿，**散热饮子**。

防风　羌活　黄芩　黄连各一两

上剉，每服半两，水二盏，煎至一盏，食后温服。如大便秘涩，加大黄一两。如痛甚者，加当归地黄。如烦躁不能眠睡，加栀子一两。

川芎散　治风热上冲，头目眩热肿，及胸中不利。

川芎　槐子各一两

上细末三钱，如胸中气滞不利，生姜汤调，目疾茶调，风热上攻，呋咀一两，水煎食后。

治眼久病昏涩，因发而久不愈，**地黄汤**。

防风　羌活　黄芩　黄连　地黄　当归　人参　茯神各等分

上为粗末，每服五七钱，水一盏半，煎至一盏，去滓温服食后。

槐子散

槐子　黄芩　木贼　苍术各等分

上细末，茶清调下，食后。

治眼生翳膜，及斑入眼，焮赤已过者，泻青丸主之，当半减大黄。如大便秘，焮气未定，依方服之。

治冰翳久不去者，**羚羊角散**主之。

羚羊角　升麻　细辛各等分　甘草半之

上为细末，一半为散，一半蜜为丸，如桐子大，每服五七十丸，以羚羊角散下之，食后，临卧，米泔水煎服。

治太阳经，卫虚血实肿人脸重，头中湿淫肤脉，睛痛肝风盛，眼黑肾虚，**桔梗丸**。

桔梗一斤　牵牛头末，三两

上二味为末，炼蜜为丸，如桐子大，每服四五十丸，加至百丸，食前温水下，日二服。

金丝膏　点眼药。

生姜四两，取汁　白沙蜜一斤，炼去滓　猰猪胆汁三钱　黄连四两，槌，用水一斗浸，煎取五升

上先煎黄连水，后入姜汁，次入蜜，同煎去沫净，次入下项药末。

脑子四钱　麝香三钱　硇砂四钱　硼砂三钱　轻粉五钱　熊胆四钱　青盐三钱

上极细搅匀，熬令稀膏，点用。

治眼暴赤发，嗔痛不可忍者，**救苦丸**。

黄连一两　当归二钱　甘草一钱

上同剉细，新水半碗，浸一宿，以慢火熬，约至一半，以绵滤去滓，以净为妙，用火再熬，作稠膏子为度，摊在碗上倒合，以物盖之，用熟艾一大弹子许，底下燃之，用艾熏膏子，艾尽为度，再入下项药。

朱砂一钱飞　脑子半钱　乳香　没药等分

上同研极细，入黄连膏内，搜和丸如米大，每用二丸，点眼大角内，仰面卧，药化则起。

治眼发赤肿，毒气侵睛胀痛，**宣毒散**。

盆硝　雄黄　乳香　没药各等分

上为极细末，以少许，鼻内嗜之。

治眼风毒发肿，鼻中欲嚏，嚏多大损而生疮，**宣风散**。

川芎　甘菊各二钱　乳香　没药各一钱

上和匀，再研极细，少许鼻内嗜之。

目能远视不能近视，《局方》中定志丸。目能近视不能远视，**万寿地芝丸**。

生姜四两，焙　天门冬四两，去心　枳壳三两，去瓤炒　甘菊二两

上为细末，炼蜜丸如桐子大，茶清或温酒下一百丸，食后。此药能愈大风热。

洗眼药

呵子二两　黄丹四两　蜜八两　柳枝四十寸

上以河水二碗，熬至半碗，用一钱热水化洗之，石器内熬。

治眼赤瞎，以青塦①蛆，不论多少，淘净晒干末之，令害眼人仰卧合目，用药一钱散在眼上，须臾药行，待少时去药，赤瞎亦无。

治倒睫　无名异末之，掺卷在纸中，作捻子，点着到药处吹杀，以烟熏，睫自起。

『注释』

①痰厥：病名。厥证之一。指痰盛气闭所致之肢体厥冷，甚则昏厥的病证。

②气者：原脱，据医统本补。

③驻景丸：出自《银海精微》。治疗心肾俱虚，血气不足，下元虚惫所致之视物不清，如纱遮睛等症。

④塦："泥"的异体字。

『按语』

本文论眼疾，亦从表里论治。指出"在腑则为表，在脏则为里"，治法上表

证仍"除风散热",而里证"养血安神"。并指出表者暴发而易治,里者久病而难愈。

疮疡论第二十六

『原文』

论曰:疮疡者,火之属,须分内外以治其本。《内经》曰:膏粱之变,足生大丁[①]。其原在里,发于表也。受持如虚,言内结而发诸外,未知从何道而出,皆是从虚而出也。假令太阳经虚从背而出,少阳经虚从鬓[②]出,阳明经虚从髭[③]而出,督[④]脉经虚从脑而出。又《经》曰:地之湿气,感则害人皮肤筋脉。其在外盛则内行。若其脉沉实,先疏其内,以绝其原也;其脉浮大,当先托里,恐气伤于内是也。有内外之中者,邪气至甚,遏绝经络,再发痈肿。《经》曰:荣气不从,逆[⑤]于肉理,乃生痈疽。此因失托里,及失疏通,又失和荣卫也。治疮之大要,须明托里、疏通、行荣卫三法。托里者,治其外之内;疏通者,治其内之外;行荣卫者,治其中也。内之外者,其脉沉实,发热烦躁,外无焮赤痛,其邪气深于内也,故先疏通,以绝其原。外之内者,其脉浮数,焮肿[⑥]在外,形证外显,恐邪气极而内行,故先托里。内外之中者,外无焮恶之气,内亦脏腑宣通,知其在经,当和荣卫也。用此三法之后,虽未差,必无变证,亦可使邪气峻减,而易痊愈。故《经》曰:诸痛痒疮疡,皆属心火。又曰:知其要者,一言而终;不知其要,流散无穷。

针灸法曰:凡疮疡可灸刺者,须分经络部分,血气多少,俞穴远近。若从背而出,当从太阳五穴,随证选用,或刺或灸,泄其邪气。

凡太阳多血少气。至阴　通谷　束骨　昆仑　委中

从鬓而出者,当从少阳五穴选用。少阳少血多气。

窍阴　夹溪　临泣　阳辅　阳陵泉

从髭而出者。当从阳明五穴选用。阳明多血多[⑦]气。

厉兑　内庭　陷谷　冲阳　解溪

从脑而出者,初觉脑痛不可忍,且欲生疮也。脑者髓之海,当灸刺绝骨,以泄邪气。髓者舍也,故脉浮者,从太阳经,依前选用。脉长者,从阳明经,依前选用。脉弦者,从少阳经,依前选用。论曰:诸经各有井、荥、俞、经、合,井主心下满及疮色青,荥主身热及疮赤色,俞主体重节痛疮黄色,经主咳嗽寒热疮白色,合主气逆而泄疮黑色。随经病而有此证者,或宜灸宜针,以泄邪气。《经》

曰：邪气内搐则肿热，宜砭射之也。《内经》曰：夫癖气之息者，宜以针开除之；气胜血聚者，宜石而泄之。王注曰：石，砭也。可以破大痈出脓，今以排针代之。凡疮疡已觉微漫肿硬，皮血不变色，脉沉不痛者，当外灸之，引邪气出而方止。如已有脓水者不可灸，当刺之。浅者亦不灸。《经》曰：陷者灸之。如外微觉木硬而不痛者，当急灸之，是邪气深陷也。浅者不可灸，慎之！

诸病疮疡如呕者，是湿气浸于胃也，药中宜倍加白术服之。

内疏黄连汤 治呕哕心逆，发热而烦，脉沉而实，肿硬木闷而皮肉不变色，根深大，病在内，脏腑秘涩，当急疏利之。

黄连 芍药 当归 槟榔 木香 黄芩 山栀子 薄荷 桔梗 甘草已上各一两 连翘二两

上除槟榔、木香二味为细末外，并剉，每服一两，水一盏半，煎至一盏。先吃一二服，次每服加大黄一钱，再服加二钱，以利为度。如有热证，止服黄连汤，大便秘涩加大黄。觉无热证，少煎没药内托复煎散，时时服之。如实无热，及大小便通，止服复煎散。稍有热证，却服黄连汤，秘则加大黄。如此内外皆通，荣卫和调，则经络自不遏绝矣。

治肿燉于外，根槃不深，形证在表，其脉多浮，痛在皮肉，邪气盛则必侵于内，急须内托以救其里也，服**内托复煎散**。

地骨皮 黄芪 芍药 黄芩 白术 茯苓 人参 柳桂味淡者 甘草 防己 当归已上各一两 防风二两

上㕮咀，先煎苍术一斤，用水五升，煎至三升，去术滓，入前药十二味，再煎至三四盏，绞取清汁，作三四服，终日服之。又煎苍术滓为汤，去滓再依前煎服十二味滓，此除湿散郁热，使胃气和平。如或未已，再作半料服之。若大便秘，及烦热，少服黄连汤。如微利及烦热已过，却服复煎散半料，如此使荣卫俱行，邪气不能内侵也。

治诸疮疡，脏腑已行，如痛不可忍者，可服**当归黄芪汤**，并加减在后。

当归 黄芪 地黄 地骨皮 川芎 芍药等分

上㕮咀，每服一两，水一碗，煎至五分，去滓温服，如发热者，加黄芩，烦热不能卧者，加栀子，如呕是湿气侵胃也，倍加白术。

膏药方

好芝麻油半斤 当归半两 杏仁四十九个，去皮 桃柳枝各四十九条，长四指

上用桃柳二大枝，新绵一叶包药，系于一枝上，内油中，外一枝搅于铁器内，煎成入黄丹三两，一处熬，水中滴成不散如珠子为度。

治金丝疮，一云红丝瘤，其状如线或如绳，巨细不等，《经》所谓丹毒是也。

但比瘭^①毒不甚广阔，人患此疾，头手有之下行至心则死，下有之上行亦然。法当于疮头截经而刺之，以出血后，嚼萍草根涂之，立愈。

治从高坠下，涎潮昏冒，此惊恐得也，**苦杖散**。

苦杖不以多少

上细末，热酒调下，如产后瘀血不散，或聚血，皆治之。

治疔疮，**夺命散**。

乌头尖 附子底 蝎梢 雄黄各一钱 蜈蚣对 硇砂 粉霜 轻粉 麝香
乳香各半钱 信二钱半 脑子少许

上为细末，先破疮出恶血毕，以草杖头用纸带入于内，以深为妙。

治疮难消，不能作脓，痛不止，**木香散**。

地骨皮一两去土皮 木香半两 穿山甲二钱半，炙黄 麝香一字 上为细末，酒调下三钱，及小儿斑后生痛，米饮调下。效如神。

治疔疮毒气入腹，昏闷不食。

紫花地丁 蝉壳 管仲各半两 丁香 乳香各一钱

上细末，每服二钱，温酒调下。

治恶疮有死肉者，及追脓。

白丁香 轻粉 粉霜 雄黄 麝香各一钱 巴豆三个，去油

上同研细，新饭和作锭子用之。

治诸疮大疼痛，不变肉色，漫肿光色，名曰附骨痛，如神。**三生散**

露蜂房 蛇退皮 头发洗净等分

三味烧灰存性研细，酒调三钱。

治膀胱移热于小肠，上为口糜，好饮酒人多有此疾，当用导赤散、五苓散各半两煎服。

治少阴口疮，**半夏散**。若声绝不出者，是风寒遏绝阳气不伸也。

半夏一两制 桂一字 草乌头一字 上同煎一盏水，分作二服，其效如神。

治太阴口疮，**甘矾散**

生甘草一寸 白矾一栗子大

上噙化咽津。

治赤口疮，**乳香散**。

乳香 没药各一钱 白矾飞，半钱 铜绿少许

为细末，掺用。

治白口疮，**没药散**。

没药 乳香 雄黄各一钱 轻粉半钱 巴豆霜少许

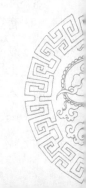

上细末，干掺。

『注释』

①膏粱之变，足生大丁：出《素问·生气通天论》。久食膏粱厚味，足以产生疔疮。膏，肥肉；粱，精米精面。

②鬓：《说文》："鬓，颊发也。"长在脸两侧耳朵前面的头发。

③髭（zī）：嘴唇上边的短须。

④督：原作"肾"，据医统本改。

⑤逆：原作"道"，诸本同，据《素问·生气通天论》改。

⑥焮（xìn信）肿：肿胀。焮，发炎红肿。

⑦多：原作"少"，诸本同。据《素问·血气形志》改。

⑧㗜：原作"烟"，据医统本改。

『按语』

疮疡病出《素问·六元正纪大论》："炎火行，大暑至……故民病少气，疮疡痈肿。""四之气，寒雨降……痈肿疮疡疟寒之疾。"刘氏论疮疡，抓住"诸痛痒疮疡，皆属心火"之机，提出"知其要者，一言而终"，唯"火"之一字可已。

瘰疬论第二十七

『原文』

夫瘰疬者，《经》所谓结核是也。或在耳前后，连及颐颔①，下连缺盆，皆为瘰疬；或在胸及胸之侧，下连两胁，皆为马刀②。手足少阳主之。此经多气少血，故多坚而少软，脓白而稀如沰水状，治者求水清可也。如瘰疬生去别经，临时于铜人内，随其所属经络部分，对证之穴灸之，并依经内药用之。独形而小者，为结核；续数连结者，为瘰疬；形表如蛤者，为马刀。

治马刀，**连翘汤**

连翘二斤　瞿麦一斤　大黄三两　甘草二③两

上㕮咀一两，水两碗，煎至一盏半，早食后巳时服。在项两边，是属少阳经，服药十余日后，可于临泣穴，灸二七壮，服药不可住了，至六十日决效。有一方，加大黄，不用甘草，更加贝母五两，雄黄七分，槟榔半两，同末煎④水调下三五钱。

治瘰疬，**文武膏**桑椹也。

文武实二斗，黑熟者

上以布袋取汁，银石器中熬成薄膏，白汤点一匙，日三服。

『注释』

①颐颔（yíhàn 夷汉）：颐，面颊，腮。颔，下巴颏。

②马刀：病证名。即马刀疮。出《灵枢·经脉》。系指耳之前后，忽有疮状似马刀，如杏核，大小不一，名马刀疮。本疮赤色如火烧烙极痛，发展甚猛。

③二：医统本作"一"，可参。

④末煎：原作"未热"，医统本同，据《刘河间伤寒三书》本改。

『按语』

本文论瘰疬，从经论治。指出"随所属经络部分，对证之穴灸之，并依经内药用之"。

痔疾论第二十八

『原文』

论曰：手阳明大肠名曰害蜚①。蜚，虫也。《六元正纪论》：阳明又曰司杀府②。手阳明属金。大肠名害蜚，谓金能害五虫。又曰：司杀府，谓金主杀。既有此二名，何以自生虫？盖谓三焦相火盛，而能制阳明金，故木来相侮。《内经》曰：侮，谓胜己也。木主生五虫。叔和③云：气主生于脾脏旁，大肠疼痛阵难当，渐觉少泻三焦热，莫遣多方立纪纲。此言饮酒多食热物，脾生大热而助三焦气盛，火能生土也。当泻三焦，火热退，使金得气而反制木，木受制则五虫不生，病自愈矣。

苍术泽泻丸

苍术四两，去皮　泽泻二两　枳实二两　地榆二④两　皂子二两，烧，存性

上为细末，烧饭为丸，桐子大，每服三十丸，食前酒或米饮下。

又方

川乌炮 古石灰等分 依前丸服。

淋洗药

天仙子 荆芥 小椒 蔓荆子等分 上以水煎洗。

黑地黄丸，治痔之圣药也，在虚损门下有方。

『注释』

①害蜚：通"阖扉"。出《素问·皮部论》："阳明之阳，名曰害蜚。"《类经》九卷第三十一注："蜚，古飞字。蜚者，飞扬也。言阳盛而浮也。凡盛极必损，故阳之盛也，在阳明；阳之损也，亦在阳明。是以阳明之阳，名曰害蜚。"

②司杀府：主司肃杀之府。出《素问·六元正纪大论》。

③叔和：王叔和，西晋医学家。名熙，字叔和，以字行。高平（今山东济宁东南）人。生卒年不详。官太医令。整理张仲景《伤寒论》，并撰著《脉经》。

④二：医统本作"一"。

『按语』

本文论痔疾，从五行立论。提出"泻三焦，火热退，使金得气而反制木，木受制则五虫不生，病自愈矣"，甚得阴阳五行之妙。

妇人胎产论第二十九

『原文』

论曰：妇人童幼天癸①未行之间，皆属少阴。天癸既行，皆从厥阴论之。天癸已绝，乃属太阴经也。治胎产之病，从厥阴经者，是祖生化之源也。厥阴与少阳相为表里，故治法无犯胃气及上二焦，为三禁：不可汗，不可下，不可利小便。发汗者，同伤寒下早之证。利大便，则脉数而已动于脾；利小便，则内亡津液，胃中枯燥。制药之法，能不犯三禁，则荣卫自和，荣卫和而寒热止矣，外则和于荣卫，内则调于清便。先将此法为之初治，次后详而论之，见证消息，同坏证伤寒，为之缓治。或小便不利，或大便秘结，或积热于肠胃之间，或以成瘘，或散血气而为浮肿。盖产理多门，故同伤寒坏证。如发渴用白虎，气弱则黄芪，血刺痛而用以当归，腹中痛而加之芍药。已上例证，不犯三禁，皆产后之久病也。凡产后暴病，禁犯不可拘也。如产后热入血室者，桃仁承气、抵当汤之类是也。胃坚燥者，大承气不可以泄药言之。产后世人多用乌金四物，是不知四时之寒热，不明血气之虚与实，盲然一概，用药如此，而愈加增剧，是医人误之耳。大抵产病，天行从增损柴胡，杂证从加添四物。然春夏虽从柴胡，秋冬约同四物。药性寒热，病证虚实，不可不察也。四物汤常病服饵，四时各有增损，今具增损于后。

春倍川芎一曰春，二曰脉弦，三曰头痛，夏倍芍药一曰夏，二曰脉洪，三曰泄，秋倍地黄一曰秋，二曰脉涩，三曰血虚，冬倍当归一曰冬，二曰脉沉，三曰寒而不食，此常服顺四时之气。而有对证不愈者，谓失其辅也。春防风四物加防风，倍川芎，夏黄芩四物加黄芩，倍芍药，秋天门冬四物加天门冬，倍地黄，冬桂枝四物加桂枝，倍当归，此四时常服随证用之也。如血虚而腹痛，微汗而恶风，四物加茂、桂，谓之腹痛六合。如风虚眩运，加秦艽、羌活，谓之风六合。如气虚弱，起则无力，匡然而倒，加厚朴、陈皮，谓之气六合。如发热而烦，不能安卧者，加黄连、栀子，谓之热六合。如虚寒脉微，气难布息，不渴，清便自调，加干姜、附子，谓之寒六合。如中湿身沉重无力，身凉微汗，加白术、茯苓，谓之湿六合。此妇人常病，及产后病通用之药也。治妇人虚劳，《局方》中谓之首尾六合者，如大圣散[②]下熟干地黄丸，是治无热虚劳，专其养也，中道药。牡丹煎丸，空心食前，人参荆芥散，临卧食后，是治有热虚劳药也。

治妇人怀胎腹胀，**枳壳汤**。

枳壳三两，炒　黄芩一两

上为粗末，每服半两，水一盏半，煎一盏，去滓，温服。

治产前胀满，身体沉重，枳壳汤中加白术一两。

治产前寒热，小柴胡汤中去半夏，谓之**黄龙汤**。

治怀孕胎漏，**二黄散**。

生地黄　熟地黄各等分

上为细末，加白术，枳壳汤调下一两，日二服。

治有孕胎痛，**地黄当归汤**。

当归一两　熟地黄二两

上为粗末，作一服，水三升，煎至升半，去滓，顿服。

束胎丸

白术　枳壳去穰，炒，等分

上为末，烧饭为丸，如桐子大，每月一日食前服三五十丸，温熟水下，胎瘦易生也，服至产则已。

产间药

治胎衣不下，或子死腹中，或血冲上昏闷，或血暴下，及胞干而不能产者，宜服**半夏汤**。

半夏曲一两半　桂七钱半，去皮　大黄五钱　桃仁三十个，去皮尖，炒

上为细末，先服四物汤三两服，次服半夏汤三钱，生姜三片，水一盏，煎去三分，食后。如未效，次服下胎丸。

下胎丸

半夏生　白敛各半两

上为细末，滴水为丸，如桐子大，食后，用半夏汤下三二丸，续续加至五七丸。如有未效者，须广大其药，榆白皮散主之。又不效，大圣散主之。有宿热人，宜服人参荆芥散。

产后药

治产后经水适断，感于异证，手足牵搐，咬牙昏冒，宜**增损柴胡汤**。

柴胡八钱　黄芩四钱半　人参三钱　半夏三钱　石膏四钱　知母二钱　黄芪五钱
甘草四钱，炙

上为粗末，每服半两，生姜五片，枣四个，水一盏半，煎至一盏，温服清，无时。

前证已去，次服**秦艽汤**，去其风邪。

秦艽八钱　人参三钱　防风四钱半　芍药半两　柴胡八钱　黄芩四钱半　半夏三钱
甘草四钱，炙

上为粗末，每服五七钱，水一盏，煎至七分，温服清，无时。

二三日经水复行，前证退，宜服荆芥散。小柴胡小料中，加荆芥穗五钱，枳壳五钱麸炒去穰，同小柴胡汤煎服。

三二日后，宜正脾胃之气，兼除风邪，宜服**防风汤**。

苍术四两　防风三两　当归一两半　羌活一两半

上为粗末，每服一二两，水三盏，煎至一盏半，取清，续续常服，无时。

凡胎前之药，无犯胎气，产后变化，并同伤寒坏③证，尽从**加减四物汤**。

治产后腹大坚满，喘不能卧，**白圣散**。

樟柳根三两　大戟一两半　甘遂一两炒

上为极细末，每服二三钱，热汤调下，取大便宣利为度，此药主水气之胜药也。

治产后风气在表，面目四肢浮肿，宜加减《局方》中七圣丸。每服二十丸，

白汤下，日加三四丸，以利为度。如浮肿喘嗽，加木香，槟榔倍之，谓气多浮则肿。如头目昏冒，加羌活、川芎，谓多风也。如只浮肿，依七圣丸本方服之。

治产后日久虚劳，虽日久而脉浮疾者，宜服**三元汤**。

柴胡八钱　黄芩　人参　半夏洗　甘草炙，已上各三钱　川芎　芍药　熟地黄　当归各二钱半

上为粗末，同小柴胡汤煎服。

治日久劳虚，微有寒热，脉沉而浮，宜**柴胡四物汤**。

川芎　熟地黄　当归　芍药各一两半　柴胡八钱　人参　黄芩　甘草　半夏曲已上各三钱

上为粗末，同四物煎服。

如日久虚劳，针灸小药俱不效者，宜服**三分散**。

白术　茯苓　黄芪　川芎　芍药　熟地黄　当归各一两　柴胡一两六钱　黄芩六钱　人参一两六钱　半夏六钱　甘草六钱

上为粗末，每服一两，水一盏，煎至半盏，温服清，日一服。

治产后虚劳不能食，宜**十全散**。

白术　茯苓　黄芪各二两　人参　川芎　芍药　熟地黄　当归各一两　桂一两半　甘草一两半，炙

上剉如麻豆，每服半两，水一盏半，入生姜五片，枣三枚，同煎至七分，空心食前温服清。

凡虚损病者，浅深治有次第，虚损论中详论之。

治产后诸风，痿挛无力，**血风汤**。

秦艽　羌活　防风　白芷　川芎　芍药　当归　地黄　白术　茯苓各等分

上为细末，一半炼蜜丸如桐子大，一半散，温酒调下丸子五七十丸，甚妙。

治产后诸积不可攻，当养阴去热，其病自退，宜服**芍药汤**。

芍药一斤　黄芩　茯苓各六两

上三味为粗末，每服半两，水煎，日三服，去滓温服。

治产后儿枕大痛，**黑白散**。

乌金石烧红，醋七遍，另为细末　寒水石烧，存性，末

上二味各等分，另顿放，临服各抄末一钱半，粥饮汤下，痛止便不可服，未止再服，大效。

治产后不烦而渴，**桃花散**。

新石灰一两　黄丹半钱

上细末，渴时冷浆水，调一钱服。

治产后冲胀，胸中有物状，是噎气不降，**紫金丹**。

代赭石　硵砺石各等分

上为细末，醋糊为丸，如桐子大，每服三五十丸，酒下。胸中痛，加当归汤下，久服治血癖。

又方

代赭石一两　桃仁三钱，炒，去皮尖　大黄五钱

上为末，薄荷水为糊丸，如桐子大，每服三五十丸，温水下，无时。

治脐腹痛不可忍，四物汤一两加玄胡三钱半。

治血癖腹痛及血刺腰痛，四物汤细末二两加酒煮玄胡细末三两，每服三钱，酒调下。

治血运、血结、血聚于胸中，或偏于少腹，或连于肋胁，四物汤四两，倍当归、川芎，加鬼箭、红花、玄胡各一两，同为末。如四物汤煎服，取清调没药散服之。

没药散

虻虫一钱，去足羽，炒　水蛭一钱，炒　麝香一钱　没药三钱

上为细末，煎前药调服。血下痛止，只服前药。

治产后头痛。血虚、痰癖、寒厥，皆令头痛。**加减四物汤**。

羌活　川芎　防风　香附子炒　白芷已上各一两　石膏二两半　细辛二钱　当归五钱　熟地黄一两　甘草五钱　苍术一两六钱，去皮

上为粗末，每服一两，水煎服无时。如有汗者，是气弱头痛也，方中加芍药三两，桂一两半，加生姜煎。如痰癖头疼，加半夏三两，茯苓一两半，加生姜煎。如热厥头痛，又加白芷三两，石膏三两，知母一两半。寒厥头痛，加天麻三两，附子一两半，生姜煎。

治产后风虚血眩，精神昏昧，荆芥散。

荆芥穗一两三钱　桃仁五钱，去皮尖，炒

上为细末，温水调服三钱。微喘加杏仁去皮尖，炒，甘草炒，各三钱。

治产前证胎不动，如重物下坠，腹冷如冰，**立效散**。

川芎　当归各等分

上为粗末，每服秤三钱，水二盏，煎至一盏，去滓食前服。

治妇人胎漏，及因事下血，**枳壳汤**。

枳壳半两　黄芩半两　白术一两

上为粗末，每服五七钱，水一盏，煎至七分，食前空心服。

治妇人筋骨痛，及头痛脉弦，增寒如疟，宜服**风六合汤**④。

四物汤四两，加羌活、防风各一两。

治妇人血气上冲，心腹肋下闷，宜服**治气六合汤**。

四物四两，加木香、槟榔各半两。

治妇人脐下冷，腹痛腰脊痛，宜服**玄胡六合汤**。

四物内加玄胡、苦楝炒各一两。

治妇人气充经脉，月事频，并脐下痛，宜**芍药六合汤**⑤。

四物内倍加芍药。

治妇人经事欲行，脐腹绞痛，宜服**八物汤**。

四物内加玄胡、苦楝各一两，槟榔、木香各半两。

治妇人经水过多，别无余证，四物内加黄芩、白术各一两。

治妇人经水涩少，四物内加葵花煎。

治妇人虚劳气弱，喘嗽胸满，宜**气六合汤**⑥。

四物内加厚朴一两制 枳实半两炒。

已上煎法，并同四物服之。

四物主治法

熟地黄，补血。如脐下痛，非熟地黄不能除，此通肾经之药也。

川芎，治风，泻肝木。如血虚头痛，非芎不能除去，此通肝经之药也。

芍药，和血理脾。治腹痛非芍药不能除，此通脾经之药也。

当归，和血。如血刺痛，非当归不能除，如刀刺状，此通心经之药也。

以上四味治法，如显一证，于四物汤中，各加二味用之。如少腹痛，四物汤四两，加玄胡、苦楝各一两。经水暴多，四物四两，加黄芩一两。如腹痛者只加黄连，如夏月用不去黄芩。经水如黑豆水，加黄连、黄芩各一两。如经水少而色血和者，四物四两，加熟地黄、当归各一两。如经水适来适断，往来寒热者，先服小柴胡，以去其寒热，后以四物汤调治之。如寒热不退，勿服四物，是谓变证，表邪犹存，不能效也，依前论中变证，随证用药调治之。

治妇人血积，**增损四物汤**。

四物内加广茂、京三棱、桂、干漆，皆依法制，各加一两，如四物煎服。

治妇人产后血昏血崩，月事不调，远年干血气，皆治之，名曰**红花散**。

干荷叶 牡丹皮 当归 红花 蒲黄炒

上各等分，为细末，每服半两，酒煎和滓温服，如衣不下，另末榆白皮，煎汤调半两立效。

治妇人恶物不下。 当归炒 芫花炒 上细末，酒调三钱，又好墨醋碎末之，小便、酒调下妙。

又治胎衣不下，蛇退皮炒焦细末二钱，酒调下。

诸见血无寒，衄血、下血、吐血、溺血，皆属于热。但血家证，皆宜服此药，**生地黄散**。

生地黄　熟地黄　枸杞子　地骨皮　天门冬　黄芪　芍药　甘草　黄芩

上各等分同剉，每服一两，水一盏半，煎至一盏，去滓温服。脉微身凉恶风，每一两加桂半钱，吐血者多有此证。

治衄血不止，**麦门冬饮子**。

麦门冬　生地黄

上等分剉，每服一两，煎服。又衄血，先朱砂、蛤粉，次木香、黄连。大便结，下之，大黄、芒硝、甘草、生地黄。溏软，栀子、黄芩、黄连，可选用。

带下论附

论曰：赤者热入小肠，白者热入大肠。原其本也，皆湿热结于脉，故津液涌溢，是为赤白带下。本不病，缘五脉经虚，结热屈滞于带，故女子脐下痛痛而绵绵，阴器中时下也。故《经》曰：任脉为病，男子内结七疝，女子带下瘕聚。王注曰：任脉自胞上过带脉，贯于脐上，故男子内结七疝，女子带下。带脉起于季胁章门，如束带状，今湿热冤结不散，故为病也。《经》曰：脾传之肾，病名曰瘕疝，小腹冤热而痛，出白，一名曰蛊。所以为带下。冤屈也，冤结也。屈滞而病热不散，先以十枣汤下之，后服苦楝丸、大玄胡散调下之，热去湿除，病自愈也。如女子不月，先泻心火，血自下也。《内经》曰：二阳之病发心脾，有不得隐曲，故女子不月，其传为风消。王注曰：大肠胃发病也，心脾受之。心主血，心病则血不流；脾主味，脾病则味不化。味不化则精不足，精血不足，故其证不能已，亏则风邪胜而真气愈消也。又《经》曰：月事不来者，胞脉闭也。胞脉属于心，而络于胞中。今气上迫，肺气不得上通，故月事不来。先服降心火之剂，后服《局方》中五补丸，后以卫生汤治脾养血气也。

苦楝丸　治妇人赤白带下。

苦楝碎，酒浸　茴香炒　当归

上等分为细末，酒糊丸，如桐子大，每服三五十丸，空心酒下。腰腿痛疼，四物四两。加羌活、防风各一两。

卫生汤

当归　白芍药各二两　黄芪三两　甘草一两

上为粗末，每服半两，水二盏，煎至一盏，去滓，温服，空心。如虚者，加人参一两。

『注释』

①天癸：促进人体生长、发育和生殖功能，维持妇女月经和胎孕所必需的物质。它来源于男女之肾精，受后天水谷精微的滋养而逐渐充盛。《素问·上古天真论》："女子二七而天癸至，任脉通，太冲脉盛，月事以时下，故有子……七七任脉虚，太冲脉衰少，天癸竭，地道不通，故形坏而无子也。"

②大圣散：出《普济方》卷三四二引《产经》。

③坏：原作"无"，据医统本改。

④汤：原脱，据医统本补。

⑤汤：原脱，据医统本补。

⑥汤：原脱，据医统本补。

『按语』

金元医学学术发展，开阔了对妇产科疾病的诊断和治疗的思路。本文所言："妇人童幼天癸未行之间，皆属少阴；天癸既行，皆从厥阴论之；天癸已绝，乃属太阴经也。"对妇女生理作出了规律性阐述，成为少女着重补肾、中年着重调肝、绝经期着重理脾的理论根据。

大头论第三十

『原文』

夫大头病者，是阳明邪热太甚，资实少阳相火而为之也。多在少阳，或在阳明，或传太阳。视其肿势在何部分，随经取之。湿热为肿，木盛为痛。此邪见于头，多在两耳前后先出，皆主其病也。治之大不宜药速，速则过其病所。谓上热未除，中寒复生，必伤人命。此病是自外而之内者，是血病。况头部分受邪，见于无邪迹之部，当先缓而后急。先缓者，谓邪气在上，着无形之分部，既着无形，无所不至。若用重剂速下，过其病，难已。虽用缓药，若急服之，或食前，或顿服，皆失缓体，则药不能得除病，当徐徐浸渍无形之邪也。或药性味形体拟象，皆要不离缓体是也。且后急者，谓缓剂已泻，邪气入于中，是到阴部，染于有形质之所，若不速去，则损阴也。此终治却为客邪，当急去之，是治客以急也。且治[1]主当缓者，谓阳邪在上，阴邪在下，各本家病也，若急治之，不能解纷而益乱也，此故治主当缓。治客以急者，谓阳分受阴邪，阴分受阳邪，此客气急除去之也。假令少阳，阳明为病，少阳为邪，出于耳之前后也；阳明为邪者，首大肿是也。先以黄芩黄连甘草汤，通炒过剉煎，少少不住服，或剂毕再用大黄煨鼠粘子，新瓦上炒香，煎药成去滓，内芒硝，俱各等分，亦时时呷之，无令饮食在前，得微利及邪气已，只服前药，如不已，再同前次第服之，取大便利，邪气即止。如阳明渴者，加石膏；如少阳渴者，加栝蒌根。阳明行经，升麻、芍药、葛根、甘草。太阳行经，羌活、防风之类。

『注释』

①治：原作“主”，据医统本改。

『按语』

本文论大头病从三阳经论治。指出大头病“多在少阳，或在阳明，或传太阳”，而“阳明邪热”为其主因。治疗原则为“治不宜药速，速则过其病所”“当先缓而后急”。

『原文』

雷头风[1]附

夫治雷头者，诸药不效，为与证不相对也。夫雷头者，震卦主之[2]。震仰盂[3]，故予制药内加荷叶，谓象其震之形，其色又青，乃述类象形[4]也。当煎《局方》中**升麻汤**。

升麻汤一两　苍术一两　荷叶一个，全者

上为细末，每服五钱，水一盏，煎七分，温服，食后。或烧全荷叶一个，研细调煎药服，亦妙。

耳论附

论曰：耳者，盖非一也。以窍言之，是水也；以声言之，金也；以经言之，手足少阳俱会其中也。有从内不能听者，主也；有从外不能入者，经也。有若蝉鸣者，有若钟声者，有若火熇熇状者，各随经见之，其间虚实不可不察也。假令耳聋者肾也，何谓治肺？肺主声。鼻塞者肺也，何谓治心？心主臭。如推此法，皆从受气为始。肾受气于巳，心受气于亥，肝受气于甲，肺受气于寅，脾正四季。

此法皆长生之道也。

『注释』

①雷头风：病名。多由风邪外袭或痰热生风所致。症见头面起块肿痛，或憎寒壮热，或头痛，头中如雷鸣。治宜清宣升散或祛痰息风。

②夫雷头者，震卦主之：因雷头风以头痛如有雷鸣，而八卦中震卦主雷故。

③震仰盂：震卦为二阴爻在上，一阳爻在下似仰盂之形，而全荷叶亦有此形，故用之。

④述类象形：以其象或其形类而述之。荷叶形似仰盂，色为青属木，而震卦亦属木。故荷叶归于震卦。

『按语』

本文论雷头风以"述类象形"立论，即中医的"取象比类"的思维方式。古之医者，多取阴阳五行之象类而归之，亦有取八卦之象进行归类的，雷头风为"震卦"，即是取八卦之象。

小儿斑疹论第三十一

『原文』

论曰：斑疹之病，其状各异。疮发焮肿于外，属少阳三焦相火，谓之斑；小红癍行于皮肤之中不出者，属少阴君火也，谓之疹。凡显斑证者，若自吐泻者，慎勿治，则多吉，谓邪气上下皆出也。大凡疮疹，首尾皆不可下，恐妄动而生变。此谓少阳通表宜和之也，当先安其里以解毒，次微发之。安里解毒者，谓能安和五脏，防风汤是也。如大便不秘，次微发之。微发之药，钱氏方①中甚多，宜选用之。如大便过秘，宜微利之，当归丸、枣变百祥丸是也。初知是斑疹，若便发之，令斑并出，小儿难禁，是使别生他证也。首尾不可下者，首曰上焦，尾曰下焦。若已吐利，不可下也，便宜安里药三五服。如能食，大便秘者内实，宜微疏利之。若内虚而利者，宜安里药三五服，末后一服，调微发之药服之。大抵用安里之药多，发表之药少。秘则微疏之，邪气不并出，能作番次，使小儿易禁也。身温者顺，身凉者逆，则宜服防风汤以和之。

防风汤

防风一两 地骨皮 黄芪 芍药 枳壳 荆芥穗 牛蒡子已上各半两

上为细末，温水调下。或为粗末，煎服二三钱，更妙。

治大便秘而内实能食，宜**当归丸**。

当归五钱 黄连二钱半 大黄二钱 甘草一钱炙

先将当归熬作膏子，入药三味为丸，渐次服十丸。

治斑疹大便秘结，**枣变百祥丸**。

大戟去骨一两 枣三个，去核

上二味，用水一碗，煎至水尽为度，去大戟不用，将枣焙干。可和剂旋丸，从少至多，以利为度。

『注释』

①方：原脱，据医统本改。

『按语』

本文论小儿斑疹，仍以火热立论，提出"斑属少阳三焦相火""疹属少阴君火"。但从治疗来看，"大凡疮疹，首尾皆不可下，恐妄动而生变"而是以"和"为主，发者"微发"，利者"微利"，未离钱乙"小儿脏腑柔弱"之论也。

『原文』

五脏病各有所见证。热则从心，寒则从肾，嗽而气上则从肺，风从肝，泻从脾。假令泻见嗽而气上，脾、肺病也，泻白、益黄散合而服之，又宜黄芩厚朴汤、白术厚朴汤。谓脾苦湿，肺苦燥，气则上逆也。其证先泻，又兼面色黄，肠鸣呦呦者是也。如渴热多者，当服厚朴汤；不渴热少者，当服白术厚朴汤。其他五胜若有兼证，皆如此类。

然更详后说四时经移用药。假令春分前，风寒也，宜用地黄、羌活、防风，或地黄丸及泻青相间服之。春分后，风热也，宜用羌活、防风、黄芩，或泻青丸用导赤散下之。立夏之后，热也，用三黄丸、导赤散。夏至后，湿热也，宜导赤、泻黄散①合而服之，或黄芩、甘草、白术、茯苓之类，为胜湿之药。立秋后，宜用益黄散、泻白散、陈皮、厚朴、人参、木香之类。秋分后，用泻白散。立冬之后，地黄丸主之，谓肾不受泻也。大凡小儿斑疹，已发有疮有声音者，乃形病气不病也；无疮无声音者，乃气病形不病也；有疮而无声音者，是形气俱病也。后一证，当清利肺气，八风汤或凉膈散，大黄、芒硝亦可，或如圣汤加大黄，或八味羌活汤加大黄。此是春时发斑，谓之曰风斑耳。疮疹者，《内经》云：痛痒疮疡，皆属心火。斑子者，是相君行命，三焦真阳气之所作也。若气入肺，变脓胞，入肝为水胞，自病为斑。心乃君火，入于皮作瘾疹，为肺主皮毛，心不害肺金，此乃君之德也。未疮而发搐，而外感寒邪，内发心热而发搐，用茶汤下解毒丸，或犀角地黄汤主之。已发便稠密，形势如针头者，当轻发其表，凉其内，连翘升麻汤主之。若斑已发稠密，甚而微喘，饮水，有热证，当以去风药微下之。若出不快，清便自调，知为在表不在里，当微发之，升麻葛根汤主之。若有干黑陷，身不大热，大小便涩，则知热在内，当煎大黄汤，下宣风散。身表大热者，表证未罢，不可利大便。若斑疹已出，见小热，小便不利者，当利小便。已发后有余毒[2]不散，为复有身热、痛疮之类，当用解毒之药。

『注释』

①散：原作“丸”，据医统本改。
②余毒：原倒，据医统本乙转。

『按语』

本文论五脏病症，四时用药。论述过程中作者非常重视“气宜”。尤其是五运六气中的小运、主气。但为了便于后学者学习，作者深入浅出，多以五行称五运，多以四季变化喻六气。故文中四时用药，皆以二十四节气节而分之，乃河间以六气气宜论药也。

药略第三十二　针法附

『原文』

羌活治支节痛，太阳经风药也　防风疗风通用　甘草和中调诸药　肉桂通气助阳　桂枝闭汗和表　麻黄发太阳太[1]阴经汗　桃仁滋血破血　黄芩泻肺气　雄黄去风　白芷治正阳明

头痛　知母泄肾火助阴　石膏泻肺火，是阳明大凉药　半夏去痰　柴胡治少阳厥阴寒热往来　芍药止脾痛，安太阴①　人参补气和中　瓜蒂治湿在上，头吐药　赤豆利小便　杏仁润肺除燥　苍术温中去湿热强胃　草乌头热行经　南星治风痰须用　天麻治头风　神曲消食强胃　白术苍术同　陈皮益气　枳实治心下痞　枳壳利胸中气消痞　黄连泄心火　白茯苓止渴利小便，太阴经药　苦葶苈泻肺火　桔梗治咽喉痛利肺气　大黄泄实热　厚朴治胀满厚肠　黄芪止汗治诸气血不足　槟榔破气不②行　荆芥清利头目　乌梅肉助脾收胃饮食　沉香益气和神　肉豆蔻治大肠肠滑　附子补命及心火　朴硝寒咸去燥　栀子除烦利气行小便　当归补三阴血不足　川芎太阳头痛　地黄补肾真阴不足脐下痛　萆薢补肾不足　杜仲壮筋骨两全　牛膝补筋益脾　苁蓉益阳道及命门火衰　沙苑蒺藜补肾水滋阴　破故纸补命门不足　五味子补五脏气不足　巴豆去湿之过药　细辛少阴头痛不足　升麻阳明经和解药　蛇蜕去皮肤风燥　茴香利小便补肾去沉③寒助阳　苦楝子去小腹痛　广茂去积聚　干姜益气和中　生地黄凉血　没药除血痛和血之胜药也　地榆治下部有血　泽泻治少阴不渴而小便不利及膀胱中有留垢④

　　（真假）形（金木水火土）
　　（深浅）色（青赤黄白黑）
　　（急缓）性（寒热温凉平）
　　（厚薄）味（辛酸咸苦甘）
　　（润枯）体（虚实轻重中）

　　轻、枯、虚、薄、缓、浅、假宜上；厚、重、实、润、深、真、急宜下；其中平者宜中；余形、色、性、味皆随脏腑所宜。此处方用药之大概耳。知者诚用心，则思过半矣。

『注释』

①太：原脱，据医统本补。
②不：诸本同，疑作"下"。
③沉：医统本作"湿"，可参。
④垢：原脱，据医统本补。

『按语』

本文为河间对常用药物的认识，或有与其他本草著作不一之处，因药之疗效广而繁，但临证用药多用其某一疗效。故学者可借而鉴之。河间虽以形、色、性、味、体类药，似是繁杂，但其大体不过"宜上、宜下、宜中及随脏腑所宜"者。

『原文』

流注针法[①]

心痛：脉沉，肾经原穴；弦，肝经原穴；涩，肺经原穴；浮，心经原穴；缓，脾经原穴。

腰痛：身之前，足阳明原穴，冲阳；身之后，足太阳原穴，京骨；身之侧，足少阳原穴，丘墟。

针之最要

两胁痛，针少阳经丘墟。心痛，针少阴经太溪、涌泉及足厥阴原穴。腰痛[②]不可忍，针昆仑及刺委中出血。太阳喘满痰实，口中如胶，针太溪穴。哕呕无度，针手厥阴大陵穴。头痛不可忍，针足厥阴、太阳经原穴。热无度不可止，刺陷骨穴出血。骨热不可治，前板齿干燥，当灸骨会、大椎。小肠疝痛，当刺足厥阴肝经太冲穴。血不止，鼻衄，大小便皆血，血崩，当刺足太阴井隐白。喉闭，刺少阳手足井，并刺少商，及足太阴井。大烦热，昼夜不息，刺十指间出血，谓之八关大刺。目疾睛痛欲出，亦大刺八关。百节疼痛，实无所知，三棱针刺绝骨出血。

眼大眦痛，刺手太阳井穴少泽。

小眦痛，刺少阳井穴关冲。

阴头中痛不可忍者，卒疝也，妇人阴中痛，皆刺足厥阴井大敦穴。

『注释』

①流注针法：又称"子午流注针法"，是以十二经脉肘膝以下的六十六个经穴为基础，根据出井、流荥、注输、行经、入合的气血流注、盛衰开阖的道理，配合阴阳、五行、天干、地支等逐日按时开穴的一种针刺取穴法。

②痛：原作"疹"，据医统本改。

『按语』

古之医者多针药并用，河间治病虽以火热立论，治以寒凉，但仍重视针灸法，故以此篇附于后，简列常见病针灸方法，以示后学。

附　录

《素问病机气宜保命集》学术特色研究

一、作者及著作简述

刘完素（约 1120—1200），字守真，号河间居士，别号守真子，自号通玄处士，金章宗赐号高尚先生，世称刘河间。自幼聪慧，耽嗜医书，因母病，三次延医不至，不幸病逝，遂使之立志学医。初曾拜陈先生（陈希夷）为师，学成后独立行医，声誉渐隆。其为医，独好《素问》，朝夕研读，手不释卷，终得要旨，并根据其原理，结合北方环境气候特点及民众饮食醇厚、体质强悍的特性，围绕《内经》病机十九条，搜集整理伤寒火热病机理论，主寒凉攻邪，善用防风通圣散、双解散等方治疗，名盛于大定、明昌年间（1161～1195 年）。曾被三次征聘，坚辞不就，章宗爱其淳素，特赐号"高尚先生"。师从刘完素者甚多，先后有穆子昭、马宗素、镏洪、常德、董系、刘荣甫、荆山浮图等，私涉者也不少，如张从正、程辉、刘吉甫、潘田坡等，最终形成明显的以寒凉攻邪医风，开创了金元医学发展的新局面，形成金元时期一个重要学术流派——"河间学派"。

《素问病机气宜保命集》为刘完素代表性学术著作之一，全书三卷，成书于金世宗大定丙午年，即 1186 年。卷上分原道、原脉、摄生、阴阳、察色、伤寒、病机、气宜、本草九篇，为医理总论，其中于病机尤有发挥。卷中为中风、疠风、破伤风、解利伤寒、热、内伤、诸疟、吐、霍乱、泻、心痛诸证之病原、证候和治疗。其中对中风病认识首创火热致中说，开内伤中风之先河。下卷为咳嗽、虚损、消渴、肿胀、眼目、疮疡、瘰疬、痔疾、妇人胎产、大头和小儿斑疹诸证之病原、证候和治疗。卷末"药略"一篇，乃刘氏一生临床用药之宝贵经验。药略后附以流注针法，以通经接气为要，纳药物攻补之理于内，于针灸之术亦有新创。

二、《素问病机气宜保命集》主要学术特色

在刘氏所有的医学著作中，《素问病机气宜保命集》是最全面论述中医学的一

部著作，它几乎包含了中医哲学思想、中医基础理论、中医诊断学、中药学、中医临证治疗学、中医养生学等中医学的全部内容，较刘氏其他著作更为全面具体，是全面涵盖刘完素学术思想的重要著作。历代研究刘氏的著作汗牛充栋，对于中医学者已经耳闻目睹的刘氏思想本文不再烦赘，仅就《素问病机气宜保命集》中诸多学者尚未论及的刘氏学术思想特色成就，笔者作如下阐释。

1. 与道家思想紧密联系的中医哲学思想

《素问病机气宜保命集》卷上第一篇《原道论》充分展示了刘完素中医哲学思想中浓厚的道家思想。开篇"观天之道，执天之行，尽矣"为道家经典著作《黄帝阴符经》的开篇语。在道家修道者着眼于天道运行的基本思想之上，刘完素将医学治疗疾病也归结于天道运行，这与西方希波克拉底所说的"大自然是治疗疾病的主要作用者，医生只是大自然的助手"异曲同工，如出一辙。然而希波克拉底只看到了大自然治疗疾病的积极作用这一表象，刘完素却更进一步深入探讨了大自然治疗疾病的内在核心力量。他认为这一力量就是"水火"，水火是天道运行力量在自然界的显象，即是天地日月运行的原动力，也是人"性命所主"的原动力。这一思想，在秦汉时期表现为阴阳的相互作用之力，《内经》即有"水火者，阴阳之征兆"的论述，但秦汉时由于五行学说尚处在形成时期，故此种力量更多地被描述为阴阳，宋代以后随着道家对阴阳五行思想的深入研究，五行学说进一步完善，并和阴阳学说结合得更加紧密，阴阳的作用之力，开始以具象的水火来描述，以刘完素为首，金元时期医家多以水火训解阴阳。这种思想应该是刘完素火热论思想的直接来源与动力。而其思想源头，便是道家内丹术的性命学说，《原道论》曰："万亿之书，故以水为命，以火为性。"刘完素将"性命"直接训为"水火"，这样既使道家的性命学说理论可以融入医学，又使医学思想和道家内丹学术思想截然分开，使其具有独立发展的广阔道路。此外，受道家内丹术中"元神"为性命真正所主的理论影响，刘完素认为在人体内水火也是有所主的，其为"精神"所主，这一思想既继承了《内经》"形与神俱，不可分离"的思想，又在道家的内丹术理论之上，扩展了《内经》思想，《原道论》曰"精有主，气有元"，明确提出了"精、气"有形之物是有所主的，其所主，便是"神"，人体"神"的地位，从《内经》的与"形"相当，变成了超越"形"的"所主"。《原道论》所曰"是知，形者生之舍也，气者生之元也，神者生之制也"清晰地阐明了这一点。这种将"神"的地位，提高到"形"之上的思想，无疑为朱丹溪的"相火论"提供了思想的原动力。

总体来说，刘完素学术思想的原动力来自道家思想，是《内经》学术思想与道家思想结合的新产物，但刘完素本人的诸多学术成就，仅是在从水火来阐释阴阳，用调治水火来替代调和阴阳的理论中得到了更多的显现，其中更多的思想内核则显现在河间学派的诸多弟子地方学术思想之中，这些弟子在深入研究刘完素的学术思想之后，用其发挥出更多的医学新理论、新见解，而这些思想的源头，则多在《素问病机气宜保命集》一书之中。

2. 《素问病机气宜保命集》中的诊断学思想

中医诊断，以望闻问切四诊为核心与基础，《素问病机气宜保命集》中《原脉论》《察色论》可以看作是诊断学专论。从书中的论述来看，刘完素非常重视人体之"脉"，其不但具有诊断学意义，更具有重要的养生与治疗意义。就文章篇幅而言，基础理论中《原脉论》的论述仅次于《病机论》，由此可见刘氏对脉诊的重视程度。刘完素认为"脉"在人体的重要程度，相当于天地之间的大道，《原脉论》中"脉者有三名：一曰命之本，二曰气之神，三曰形之道"清晰地阐明了这一点。由于将"脉"看作人体的"道"，所以，刘氏认为"脉"与"道"一样，"道者万物之奥，脉者百骸之灵。奥灵之妙，其道乃同"。他用解释自然之道的理论，解释了四季脉象产生的根本原因。"故春温、夏热、秋凉、冬寒，所以然者，为元气动而不息，巡于四方木、火、水、金之位，温凉寒暑之化，生生相续，新新不停，日月更出，四序迭迁，脉不为息。故人有身形之后，五脏既生，身中元气即生焉。故春弦、夏洪、秋毛、冬石，此四时之气也，而脉者乃在其中矣。"自然界之所以"春温、夏热、秋凉、冬寒"，是因为自然界的"元气""动而不息，巡于四方木、火、水、金之位"，人体脉的"春弦、夏洪、秋毛、冬石"则是因为人体内具有与自然界相同的"元气"，所以当自然界的元气巡于木位，就会变得温暖，人与自然相应，体内元气也变得温暖，就会产生"弦"的脉象。这种思想，同样来源于道家思想，《黄帝阴符经》云："天地万物之盗，万物人之盗，人万物之盗。"天地万物之间相互盗气，所盗者，元气也，故此天地万物实乃同一元气，故此天地变，万物变，人亦变；人变，万物则变，天地亦变。《黄帝阴符经》云："人发杀机，天地反覆；天人合发，万化定基。"即此也。同样，在这种人与天地同元气的理论基础之上，刘完素明确了脉诊的核心，"故脉不得独浮沉，独大小，独盛独衰，独阴阳"。因为"元气者，在气非寒、非热、非暖、非凉，在脉者非弦、非洪、非涩、非沉。不为气而浮沉，不为血而流停，乃也"。脉乃元气的表现，所以正常脉象应该具有元气的特性，脱离了这一特性，则是病脉。后世张介宾《景岳全书·脉神章·独论》"切脉论独，独处藏奸"即源于此。由此可见，在脉诊上，刘完素以道家"元气"立论，使"玄机奥妙，圣意幽微，虽英俊明哲之士，非轻易可得而悟也"的脉，具有了可以着眼之处，为千变万化的脉诊确立了一条重要的技术核心。

3. 《素问病机气宜保命集》对中风病的辨证分型

中医对中风病自古就非常重视。《内经》对中风病就已经开始分类论述，将风作为致病因素，其致病大致分三类：①肌肤中风；②脏腑中风；③人体门户中风。这与张仲景《金匮要略》"千般疢难，不越三条，一者，经络受邪入脏腑，为内所因也；二者，四肢九窍，血脉相传，壅塞不通，为外皮肤所中也；三者，房室、金刃、虫兽所伤"的思想是一致的。

《中藏经》对中风则提出了明确的治则治法，"在上则吐之。在中则泻之。在下则补之。在外则发之。在内则温之、按之、熨之也。吐谓出其涎也。泻谓通其塞也。补谓益其不足也。发谓发其汗也。温谓驱其湿也。按谓散其气也。熨谓助其阳也"。

唐代孙思邈《备急千金要方》开始对中风辨证分型论治，认为中风有四，一曰偏枯，二曰风痱，三曰风懿，四曰风痹。治法已经与《中藏经》相去甚远。创制了小续命汤、大续命汤、治贼风方、防风汤等治疗中风专方。

宋代陈无择从病因病机对中风进行了总结。认为病因是外风，人由经络空虚而中伤。"夫风为天地浩荡之气，正顺则能生长万物，偏邪则伤害品类，人或中邪风，鲜有不致毙者。故入脏则难愈，如其经络空虚而中伤者，为半身不遂，手脚瘫痪，涎潮昏塞，口眼㖞斜，肌肤不仁，痹瘃挛僻。随其脏气，所为不同，或左或右，邪气反缓，正气反急，正气引邪，僻不遂。盖风性紧暴，善行数变，其中人也卒，其眩人也晕，激人涎浮，昏人神乱，故推为百病长。"治疗上由于认为病在经络，所以在前人解表补中祛痰的基础上，开始使用活络通经的治法。

《素问病机气宜保命集·中风论》发挥了《金匮要略》风邪中脏中腑之说，并详细讨论了中脏腑的分型证治："凡言风者，热也。叔和云：热则生风，冷生气。是以热则风动，宜以静胜其躁，是养血也。治须少汗，亦宜少下，多汗则虚其卫，多下则损其荣。汗下各得其宜，然后宜治在经。虽有汗下之戒，而有中脏中腑之说。"

其分型证治如下：

（1）中脏

症状：多滞九窍。唇吻不收，舌不转而失音，鼻不闻香臭，耳聋而眼瞀，大小便秘结。

治法：下之（三化汤）。

（2）中腑

症状：多着四肢。面加五色，有表证，脉浮而恶风恶寒拘急不仁，或中身之后，或中身之前，或中身之侧。

治法：汗之（加减续命汤）。

这种分型证治，一直为医家在临床中应用，直到明代龚廷贤在《万病回春》中开始以"真中风""类中风"之名来分别中风，并提出类中风不用风药。"类中风者，则常有之。有中寒、中暑、中湿、中火、中气、食厥、劳伤、房劳、痰厥、血晕、中恶卒死等症，皆类中风者甚多，各有治法，不可作风治。如用风药，误之甚矣。"刘完素内风中腑发汗之法开始不为重视。

到今天，中医内科学教材中仍以中脏腑、中经络的分型辨证论治，虽然方证已经与刘完素大不相同，但其亦根源于《素问病机气宜保命集》。

4.《素问病机气宜保命集》中的养生学术思想

《素问病机气宜保命集》中有养生论专篇《摄生论》，其中论述，尽本自《内经》，其所摘《内经》摄生内容，简要详尽，条律清晰。首论养生总则，法于阴阳，和于术数；次论饮食养生，五味相济；后论起居之养，顺生长收藏之道。其核心即是以饮食者养其形，起居者调其神，求得形与神俱久。可以看出刘氏在《内经》庞大的养生理论中拮取了小小的两种养生方式，但却抓住了养生的核心内容，一是神，一是形。这一思想，可以为当今从事养生学研究的学者提供重要的思路。此外，在《原道论》篇中，有对形神养生的更进一步论述，也可以看作刘完善养生思想的重要内容。《原道论》曰："形以气充，气耗形病；神依气位，气纳神存。"刘完素以"气"为中介，将形与神紧密联系起来，认为神与形皆依赖于"气"，此"气"则是人体内"元气"，即《黄帝阴符经》所说"天地万物之盗，万物人之盗，人万物之盗"，天地万物之间相互所盗之气。所以进一步说，无论是饮食，还是起居，所养的皆是人之元气。而《原脉论》中提到"元气者，在气非寒、非热、非暖、非凉，在脉者非弦、非洪、非涩、非沉。不为气而浮沉，不为血而流停，乃也"，欲养此气，唯有"合于自然"方是正途。这也是道家养生的核心思想，刘完素也认为"夫道者，能却老而全形，身安而无疾"。可见其养生思想也具有浓厚的道学色彩。但作为一名医学家，刘完素却十分明智地将这种基于道学的养生思想以《内经》医学的形式表现出来，使其很好地被医学吸收融合，最后变成医学的一部分。"合于自然"即是"法于阴阳，和于术数"，养生的总体原则，具体养生的操作技术，在《素问病机气宜保命集》中也有论述，"吹嘘呼吸，吐故纳新，熊经鸟伸，导引按蹻，所以调其气也。平气定息，握固凝想，神宫内视，五脏昭彻，所以守其气也。法则天地，顺理阴阳，交媾坎离，济用水火，所以交其气也"。诸多方法，"调其气""守其气""交其气"皆是以"气"施为，可见"养元气"实乃刘氏养生的主要核心。